成功する歯科医院の戦略的リニューアルマニュアル

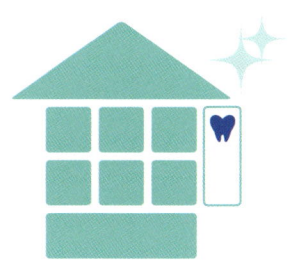

㈱M&D医業経営研究所
代表取締役
木村 泰久 著

日本医療企画

受付・待合室のリニューアル

スリッパラックのある
エントランス

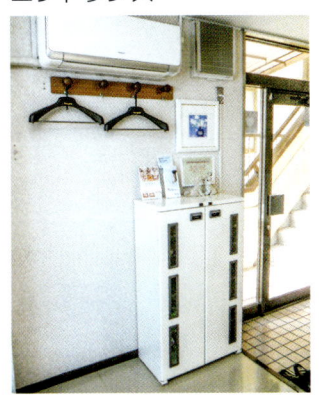

リニューアル後

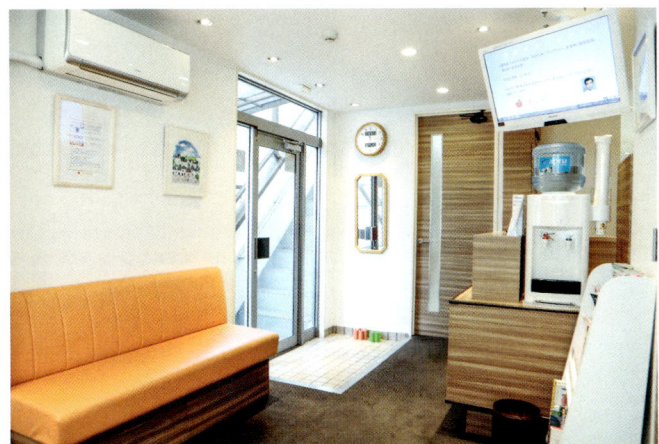

（東京都、東山歯科医院）

リニューアル前

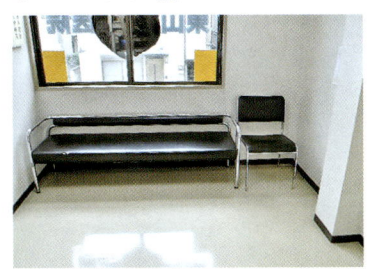

リニューアル後

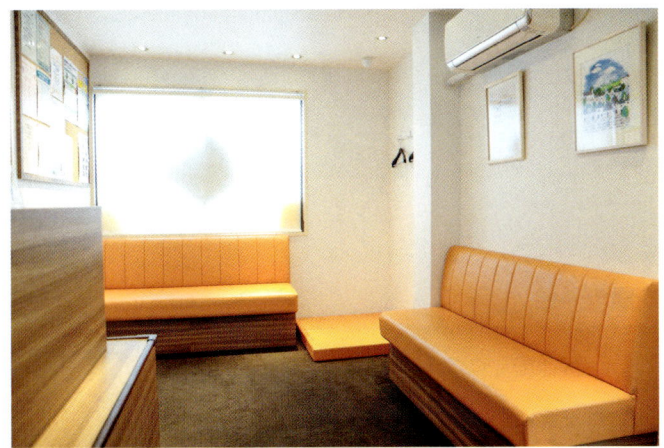

（東京都、東山歯科医院）

リニューアル前

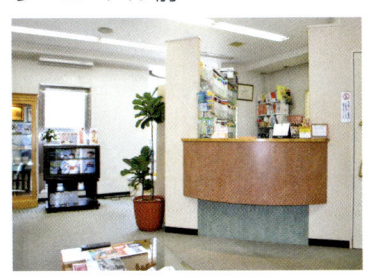

リニューアル後

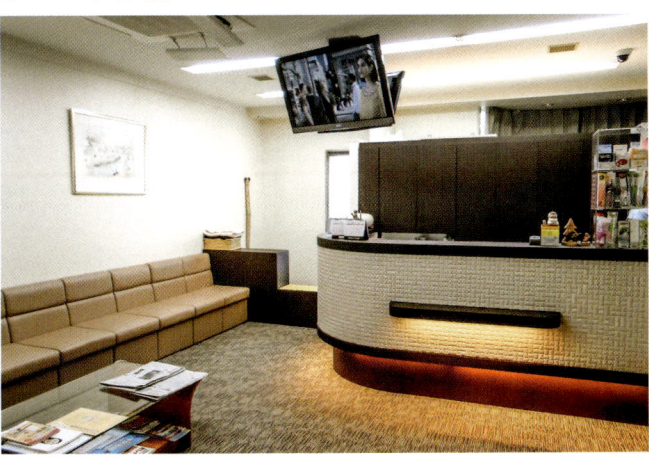

（埼玉県、医療法人アーユスくろさき歯科）

外装のリニューアル

リニューアル後

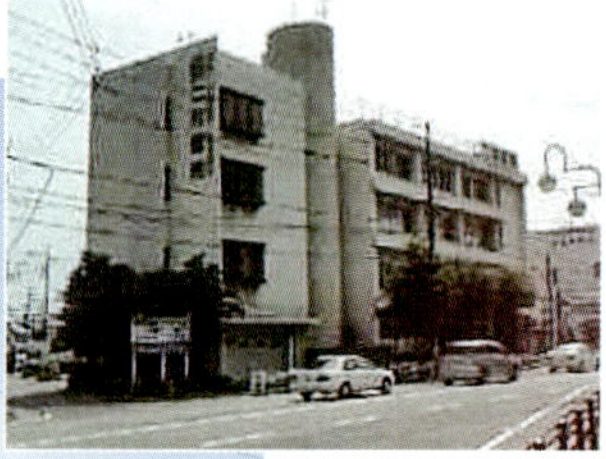

リニューアル前

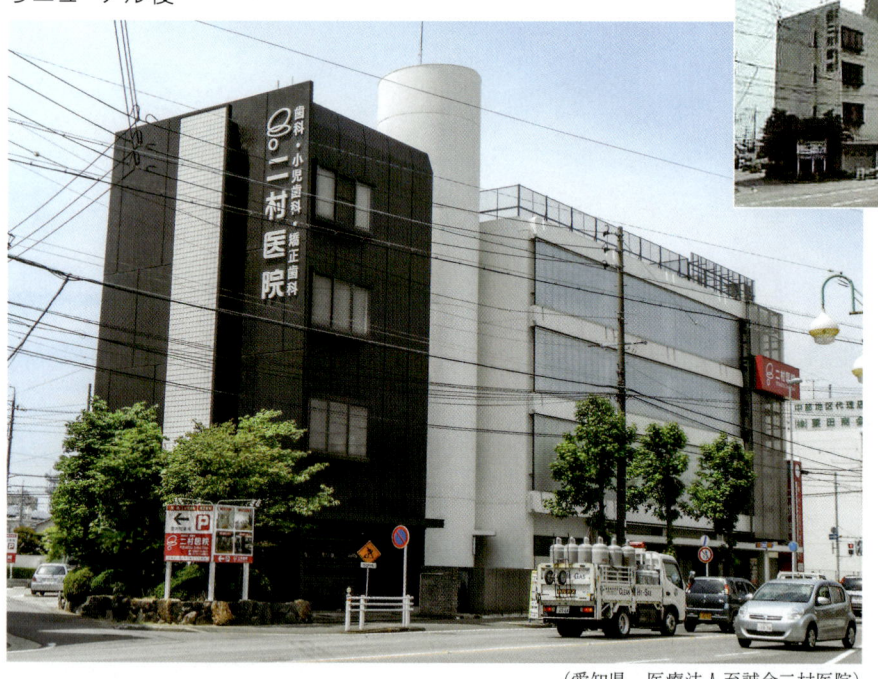

（愛知県、医療法人至誠会二村医院）

夜間の外観

駐車場からの外観

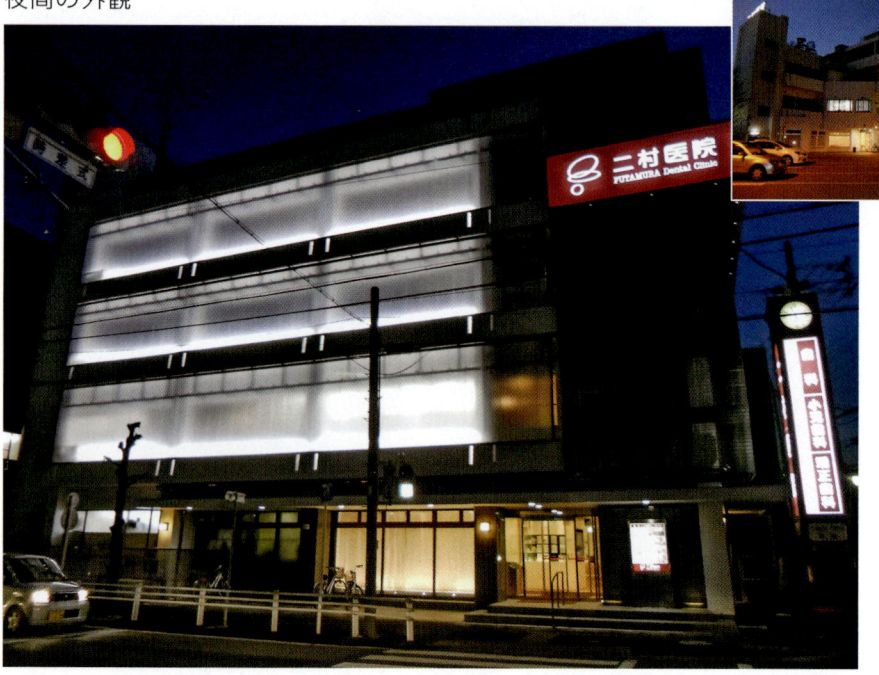

（愛知県、医療法人至誠会二村医院）

内装のリニューアル

リニューアル前

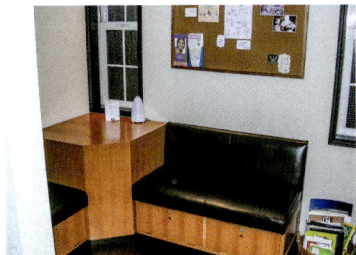

リニューアル後

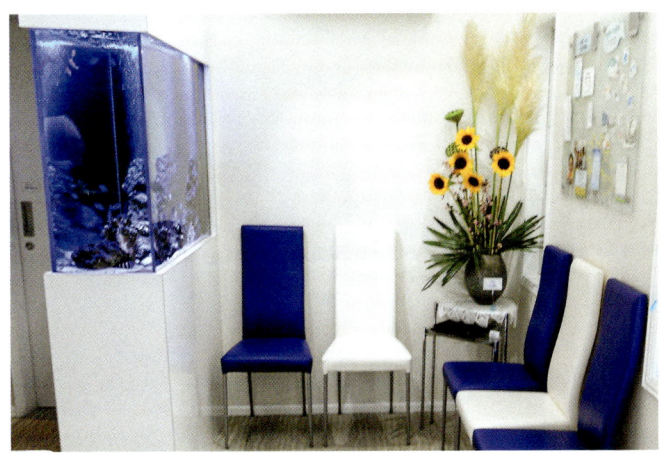

（東京都、溝口歯科医院）

開閉できる間仕切りを活用

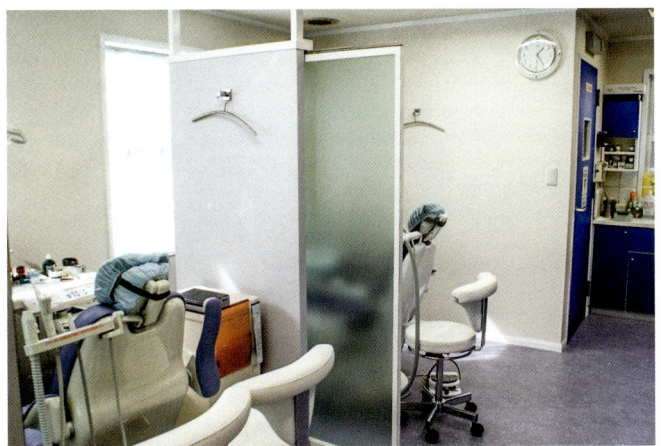

（東京都、溝口歯科医院）

バックヤードも同色にして統一感を出す

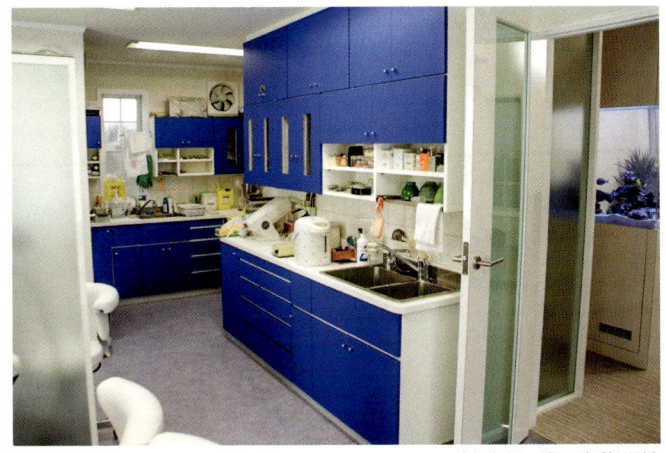

（東京都、溝口歯科医院）

入口のリニューアル

リニューアル前　　リニューアル後

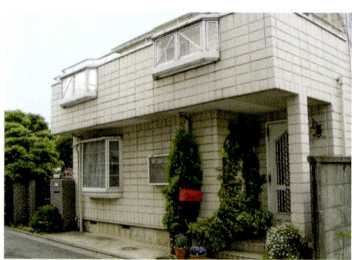
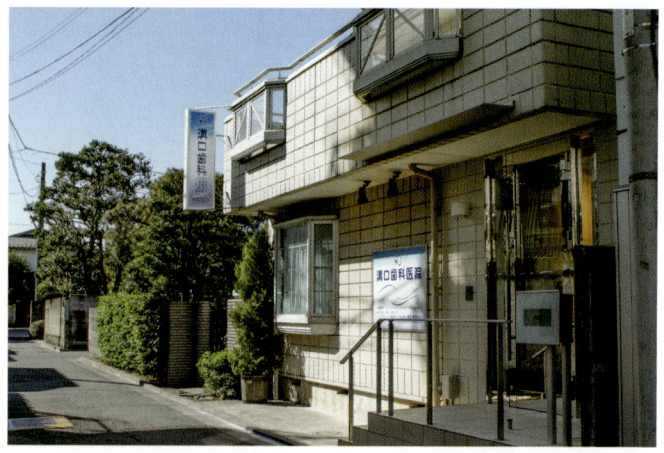

（東京都、溝口歯科医院）

リニューアル前　　リニューアル後

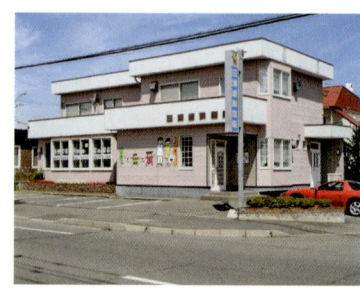
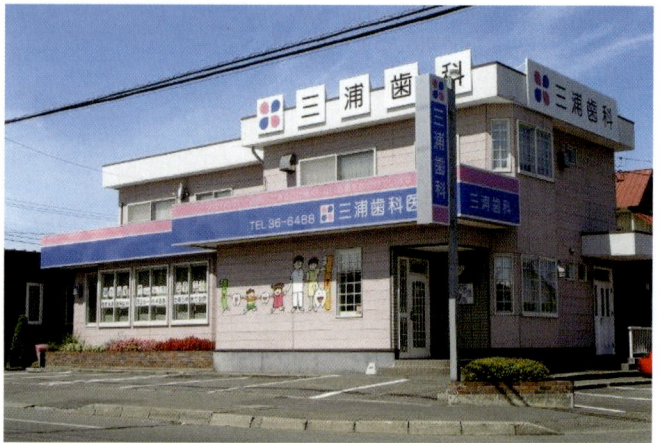

（北海道、三浦歯科医院）

リニューアル後　看板のライトがついたときの外観

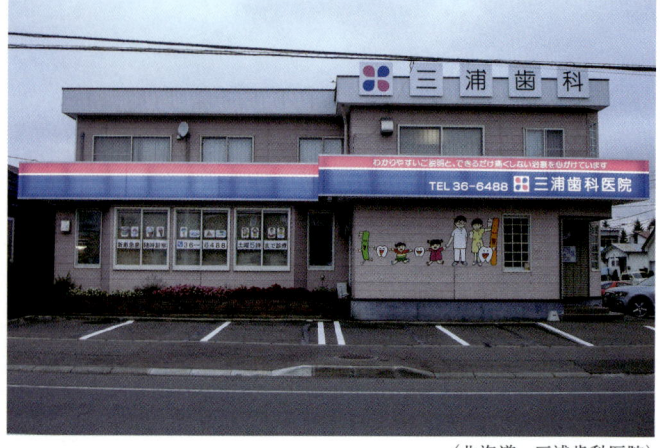

（北海道、三浦歯科医院）

成功する歯科医院の
戦略的リニューアル
マニュアル

日本医療企画

はじめに

　歯科医院は、開業して10年から15年経過すると、外観や内装も古くなり、歯科用チェアやレントゲン機器なども交換時期を迎えます。総合的なリニューアルを考えざるを得なくなるのです。その際、とりあえずリニューアルショップや工務店、あるいは、歯科関連業者に相談するケースが多いのではないでしょうか。

　最近は歯科経営情報誌にもリニューアルの内装の写真などが掲載され、歯科医院のデザインを集めた建築情報誌なども刊行されています。しかし、それらのほとんどは、建築設計と家具のパンフレットのような内容になっており、なぜそのデザインになったのか、どんな経営戦略のもとでそのリニューアルを実施したのか、さらに、実際に建築面のリニューアル以外にどんなことを実施したのか――など、その歯科医院のリニューアル計画に対する検討プロセスや狙い、そして結果が伝わってこないのです。

　リニューアルは、建物や内装だけをきれいに改装すればそれで終わりというわけではありません。例えば、駅前の古いラーメン店がリニューアルしたとします。看板や外観、内装は今風のデザインになりました。しかし行ってみると、無愛想な店主はそのまま、メニューも今までと同じ、どんぶりの内側に親指を入れてラーメンを運んでくる店員も、そのユニフォームも同じ、こういう状態ではすぐに飽きられてしまい、やがて客は減少してしまうでしょう。そうなるとリニューアルにかけた工事費の回収もおぼつかなくなります。

　つまり、リニューアルを行うときは、建物をきれいにするだけでなく、メニューや価格も工夫し、店主の愛想や店員の接遇も改善し、ユニフォームなど視覚に入るものはすべて同時にリニューアルすることを考える必要があるのです。そのためには、店の中心メニューをどう設定するのか、その価格をいくらにするのか、どうやって競合のラーメン店と差別化するのか――など、競合戦略の検討が必要です。これは歯科医院でも同じです。内装をきれいにしてチェアを交換するだけでは、患者に選んでもらえないからです。

　本書では、リニューアル計画を立てる際に必要な調査項目、予算の考え方、さらに

経営戦略、特に競合戦略の策定の考え方、そして、リニューアルに際して検討しておくべき重要ポイントを解説し、4軒の歯科医院のリニューアル事例を紹介しています。

　一つ目は大規模歯科医院の総合的なリニューアル、二つ目は、ハード面の建物や設備ではなくソフト面とハート面を重視したリニューアル、三つ目は外装と内装のハード面に重点を置いたリニューアル、四つ目は、成長に合わせて継続的にリニューアルを繰り返している歯科医院の事例です。

　これからリニューアルを考えられる歯科医院の参考書にしていただければと思います。また、ぜひ工務店や設計事務所の皆さまにも、歯科医院のリニューアル計画を検討される際にご参考にしていただければ幸いです。

目次

第1章　戦略的リニューアルの考え方　15

1. 歯科医院をとりまく環境変化を考える　16

1. 国民医療費の変化　16
2. 医療費が増える要因　16
3. 患者数の変化　17
4. 患者の年齢構成の変化　18
5. 傷病別受療率の変化　19
6. レセプト1件あたりの点数の低下　20
7. 歯科医院数の増加　20
8. 二極化の進行　21
9. 二極化を生む要因は？　22
10. 環境変化のまとめ　23

- コラム　変えるリスクと、変えないリスク　24

2. リニューアル戦略を立てるための調査を考える　25

1. 外部環境の変化を把握する　25
2. 内部環境の変化を把握する　26

- コラム　「診療圏調査」には種類がある？　28

3. 戦略の方向性を考える　29

1　SWOT分析で戦略方向を考える　29
2　リニューアルの全体コンセプトを考える　30
3　リニューアルのマーケティング戦略を考える　34
4　総合的なリニューアルを考える　37
■ コラム　建物や設備だけのリニューアルではなぜだめなのか？　40
5　戦略的リニューアル　10の重要ポイント　41
■ コラム　ポイントカードは導入すべきか？　45

第2章　戦略的リニューアルの実際　47
～ハード面の戦略的リニューアルの考え方と事例～

1. 設計から工事発注までの実際　48

1　施設計画を検討するには　48
2　設計事務所と施工業者を選定するには　48
3　工事費低減にはCD案とVE案を検討する　50
4　建築工期と施工時期の目安は　51
5　増築の場合は早めに保健所へ　52
■ コラム　1階が空いたら移転する　52

2. 外構からエントランス、外観リニューアルの実際　54

- 1　駐車場計画のポイント　54
- 2　エントランスのポイント　55
- 3　看板リニューアルのポイント　57
- 4　外観リニューアルのポイント　58

3. 建物内のリニューアルの実際　60

- 1　内装計画のポイント　60
- 2　照明計画のポイント　60
- 3　待合室リニューアルのポイント　62
- ■コラム　季節の飾りつけを工夫しよう　63
- ■コラム　待合室で立って待つ患者をなくそう　68
- 4　診察室リニューアルのポイント　69
- 5　バックヤードのリニューアルのポイント　75
- ■コラム　針刺し事故を防止しよう　79

第3章　戦略的リニューアル成功事例　81

事例1　新築ではなく、あえてリニューアルを選択し、
高度先進歯科医療センターへ変貌を遂げる
　　──医療法人至誠会二村医院 …………………………… 82

事例2　ハード面よりソフト面のリニューアルを重視、
スタッフがいきいきと働く医院に
　　──医療法人ル・ブランおぎわら歯科医院 …………… 99

事例3　外装と内装、色彩を一貫したテーマで統一
待ち時間のクレームが減少
　　──溝口歯科医院 ………………………………………… 111
　　■ **コラム**　「ヒヤリハットノート」「ご賞辞ノート」
　　　　　　「クレームノート」を作ろう ……………………… 124

事例4　継続的に経営改善対策を実施
成長し続ける医院
　　──医療法人至誠会たんぽぽ歯科医院 ………………… 125

表紙カバー・本文デザイン／タクトシステム株式会社

第1章 戦略的リニューアルの考え方

1 歯科医院をとりまく環境変化を考える

1 国民医療費の変化

　厚生労働省の2011（平成23）年度「医療費の動向」によれば、国民医療費総額は、2001年からの10年間で30.4兆円から37.8兆円まで、7.4兆円の増加になりました（図表1-1-1）。特に2006（平成18）年以降は毎年約1兆円増加しています。そのうち、医科の医療費は4兆円の増加でした。しかし、国民歯科医療費は2.7兆円で、10年間ほとんど増えていません。そのなかで歯科医院数は増えてきました。いわば、歯科は増えないパイを取り合っている現状なのです。

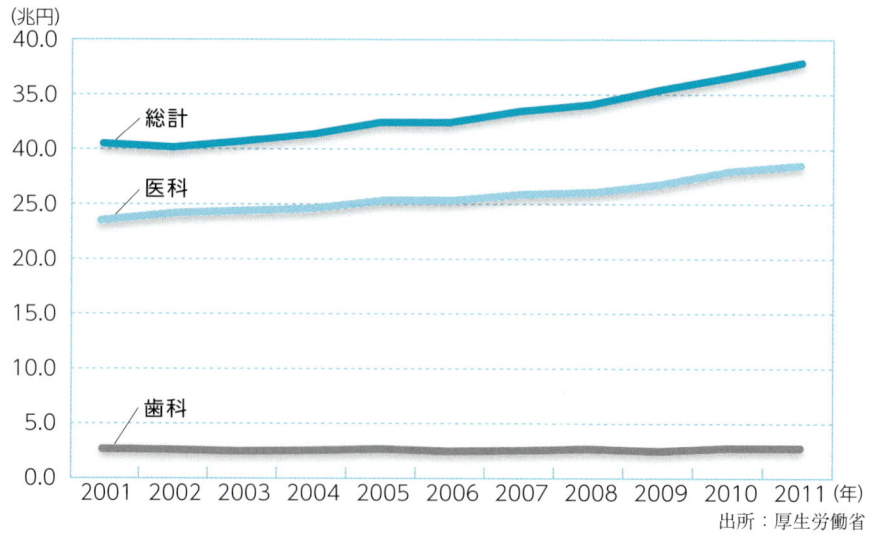

図表1-1-1　医療費の動向

出所：厚生労働省

2 医療費が増える要因

　高齢化に伴って医療費支出が増大しています。2011（平成23）年度の国民医療費（厚生

労働省）は37兆8,000億円ですが、そのうち75歳以上の医療費は13兆3,000億円と35％に達しました。1人あたりでは91万6,000円です。これに対して、70歳未満の医療費は18兆9,000億円で、1人あたり17万9,000円に過ぎません。つまり、75歳以上の後期高齢者は70歳未満の5倍の医療費を使っているわけです。

図表1-1-2は厚生労働省の資料です。これをみると、2025（平成37）年を目標にしているのがわかります。これは、団塊の世代が大挙して後期高齢者になるため、社会保障給付費が2011年の108兆円から151兆円にまで拡大するからです。このため国は、保険料の値上げ、診療報酬の抑制、一部負担割合の増加、保険適用範囲の縮小などによって対処すると考えられます。つまり、保険診療報酬は長期的にはマイナスになる可能性が高いのです。

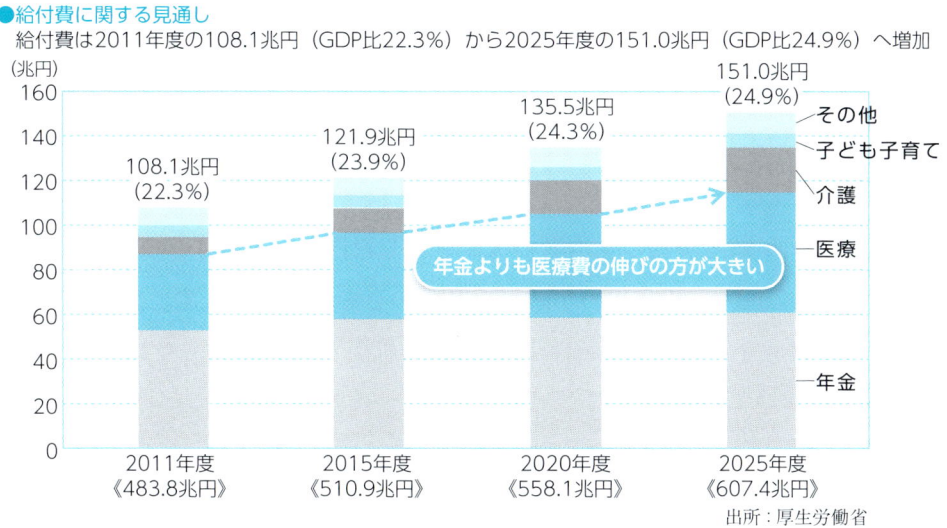

図表1-1-2 社会保障に係る費用の将来推計について

出所：厚生労働省

3　患者数の変化

図表1-1-3は、医科と歯科の患者数の推移グラフです。2002（平成14）年に医科、歯科とも増加傾向に転じ、2008（平成20）年から2011（平成23）年にかけて医科の一般診療所は382万人から423万人に10.7％増加しています。歯科は、130万人から136万人と4.6％の増加にとどまっていますが、やはり2002（平成14）年から安定的に増加しています。これは高齢化が進んでいるためと考えられます。

男女比では、医科では男性40.4％女性が59.6％、歯科では男性42.8％、女性57.2％で、

どちらも女性患者がほぼ6割を占めています。これは女性のほうが平均寿命が長いことと関係しているとみられます。

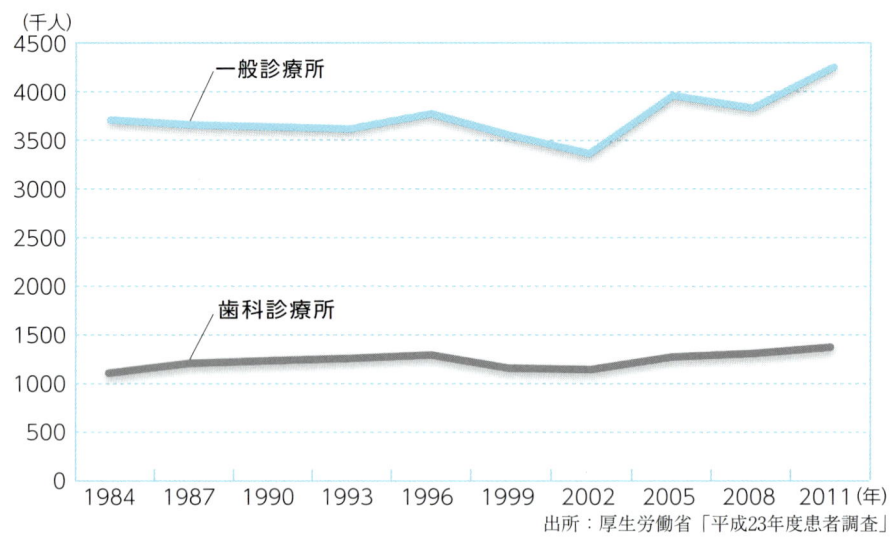

図表1-1-3　医科と歯科の患者数の推移

出所：厚生労働省「平成23年度患者調査」

4　患者の年齢構成の変化

図表1-1-4は、年齢階層別の受療者の構成を表した円グラフです。50歳代、60歳代、70歳代、80歳代の年齢層で3分の2を占めています。高齢者とその予備軍である50歳以上の年齢層の歯科医療市場が拡大しています。リニューアル計画

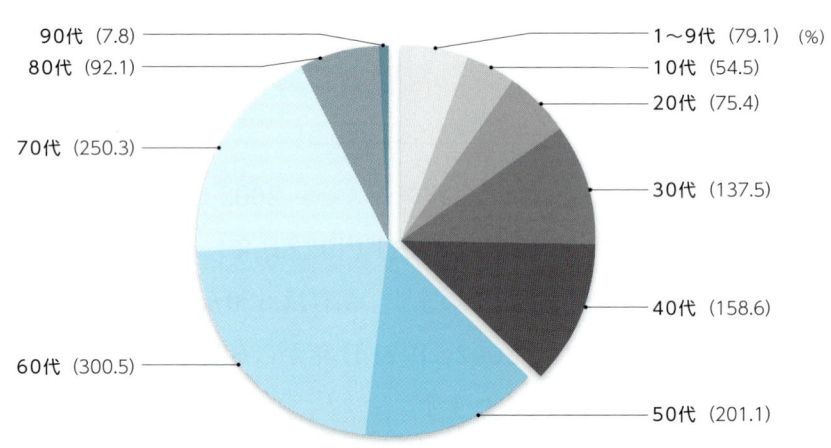

図表1-1-4　年齢階層別 歯科の患者構成

出所：厚生労働省「平成23年度患者調査」

においても、この年齢層の患者をどう捉えるかが重要な検討課題になります。外観やインテリアのコンセプト、さらに提供する医療サービスなどを中高年の患者に選ばれるように工夫する必要があるということです。

5 傷病別受療率の変化

高齢化の進行とともに、歯科医療でも受療率が伸びています（図表1-1-5、1-1-6）。そのなかで変化が起きています。それは、歯肉炎及び歯周疾患が増加していることです。逆に、う蝕は横ばいで、補てつは増加傾向にあります。これは高齢化が進んでいるためと考えられます。

今後は高齢化に合わせて、歯周病と定期予防、そして義歯などの高齢者向けの歯科

図表1-1-5　受療者数

（人口10万対人数）

年	1996	1999	2002	2005	2008	2011
う蝕	250	233	209	247	220	250
歯肉炎及び歯周疾患	188	182	209	249	287	319
その他の歯及び歯の支持組織の障害	397	312	278	276	250	251
歯の補てつ	202	176	194	209	237	249

出所：厚生労働省「平成23年度疾患調査」

図表1-1-6　歯科受療率の推移

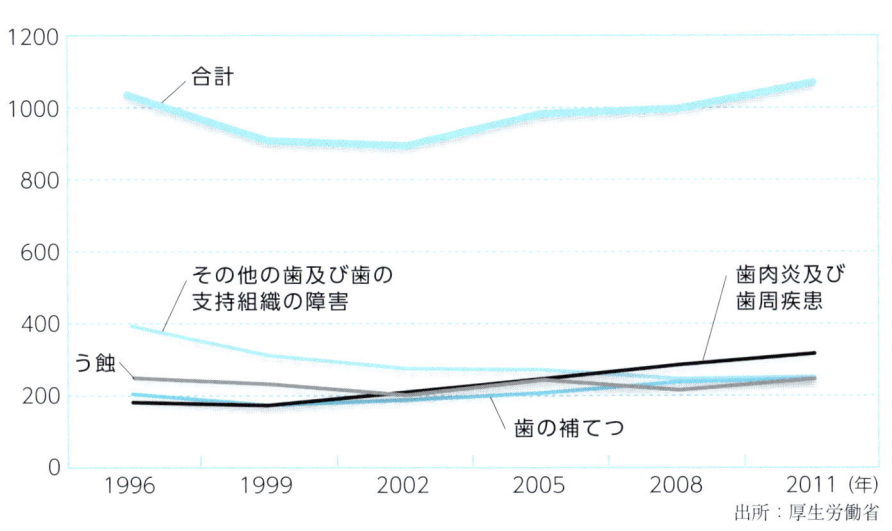

出所：厚生労働省

医療を重視していく必要があることがうかがえます。

6 レセプト1件あたりの点数が低下

歯科の保険請求では、レセプト1件あたり点数が低下しています。2007（平成19）年から2011（平成23）年までに、総数で6.6％減少しました（図表1-1-7）。特に歯科医院の売上の46.2％を占めていた「歯冠修復及び欠損補綴」が約20％減少したことは、歯科経営の厳しさの一因になっていると考えられます。逆に伸びたのは、医学管理と在宅歯科医療です。これは歯周病対策と予防管理の重要性を示唆していると考えられます。

図表1-1-7　レセプト1件あたり点数

(各年6月審査分)

診療行為	19	構成比(%)	20	構成比(%)	21	構成比(%)	22	構成比(%)	23	構成比(%)	増減(点)	増減(%)
総数	1339.8	100.0%	1285.5	100.0%	293.4	100.0%	1296.1	100.0%	1251.5	100.0%	-88.3	-6.6%
初・再診	152.7	11.4%	149.2	11.6%	144	49.1%	160.7	12.4%	157.2	12.6%	4.5	2.9%
医学管理等	126	9.4%	158.6	12.3%	162	55.2%	160.1	12.4%	162.1	13.0%	36.1	28.7%
在宅医療	10	0.7%	11.2	0.9%	27.3	9.3%	30.8	2.4%	25.9	2.1%	15.9	159.0%
検査	79.7	5.9%	80.6	6.3%	81.1	27.6%	79.3	6.1%	81	6.5%	1.3	1.6%
画像診断	49.1	3.7%	48	3.7%	47.1	16.1%	47.3	3.6%	46.3	3.7%	-2.8	-5.7%
投薬	23.5	1.8%	21.8	1.7%	22.2	7.6%	21.6	1.7%	19.1	1.5%	-4.4	-18.7%
注射	1.1	0.1%	1.2	0.1%	1.1	0.4%	1	0.1%	0.7	0.1%	-0.4	-36.4%
リハビリテーション	0.1	0.0%	0.2	0.0%	0.3	0.1%	0.5	0.0%	0.4	0.0%	0.3	300.0%
処置	225.6	16.8%	210	16.3%	205	69.9%	211.3	16.3%	206.9	16.5%	-18.7	-8.3%
手術	41.3	3.1%	37.9	2.9%	40.5	13.8%	40	3.1%	37.7	3.0%	-3.6	-8.7%
麻酔	2.9	0.2%	3.4	0.3%	3.4	1.2%	3.3	0.3%	3.3	0.3%	0.4	13.8%
放射線治療	0.2	0.0%	0.3	0.0%	0.2	0.1%	0	0.0%	0.2	0.0%	0	0.0%
歯冠修復及び欠損補綴	619.2	46.2%	550.7	42.8%	545.1	185.8%	526.5	40.6%	498.1	39.8%	-121.1	-19.6%
歯科矯正	0.4	0.0%	2.3	0.2%	2.2	0.7%	1.6	0.1%	2.3	0.2%	1.9	475.0%
病理診断	…	…	0.7	0.1%	0.8	0.3%	1	0.1%	0.6	0.0%	-0.1	-14.3%
入院料等	7.9	0.6%	9.5	0.7%	11.2	3.8%	10.7	0.8%	8.3	0.7%	0.4	5.1%

出所：厚生労働省「平成23年社会医療診療行為別調査」

7 歯科医院数の増加

2012（平成24）年10月の歯科診療所数は6万8,500。医科は、一般診療所10万208、うち無床診療は9万646 でした。歯科は医科の内科、眼科などすべての無床診療所合

計の約8割の数があります。他産業との比較では、2010（平成22）年10月のコンビニエンスストアは4万4,062で歯科医院はコンビニエンスストアの約1.6倍です。しかし、図表1-1-8のように歯科医院の総数は2011（平成23）年からほぼ横ばいで推移しています。これは環境悪化による廃業が増加し、開業と均衡状態になっているためと考えられます。そのなかで、新規開業が都会に集中し、都心では激戦区が増加しています。特に、古い歯科医院ばかりの地域に、新しいコンセプトの歯科医院が一定の規模で開業した場合に強力な競争力を持つことがあります。例えば、大型医療法人がチェア10台程度の分院を年中無休で開設したような場合です。そうなると、その影響範囲内の歯科医院は、生存し発展するために戦略的なリニューアルを検討する必要がでてくるのです。

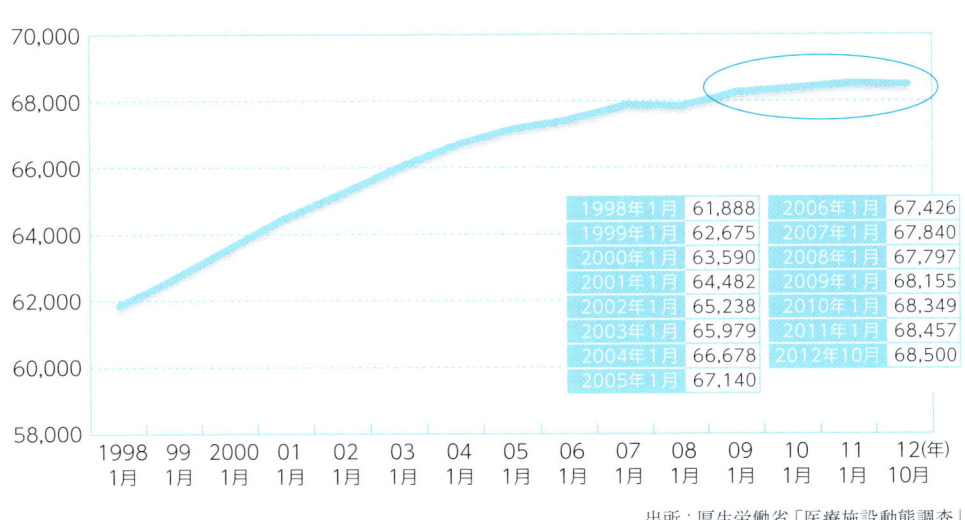

図表1-1-8　歯科診療所数の推移

出所：厚生労働省「医療施設動態調査」

8　二極化の進行

　競合激化だけでなく、二極化も進行しています。多少古いデータですが、2006（平成18）年現在で医業収入1億円以上の歯科診療所は前年比7％伸ばしており、逆に3,000万円未満では3.8％も売り上げを減少させています。

　この傾向は次第に強くなっています。患者に選ばれる歯科医院と、そうでない歯科医院の格差が拡大しているのです。売上高1億円以上の医院は4％に過ぎませんが、患者を集めて年々大型化しているのです。

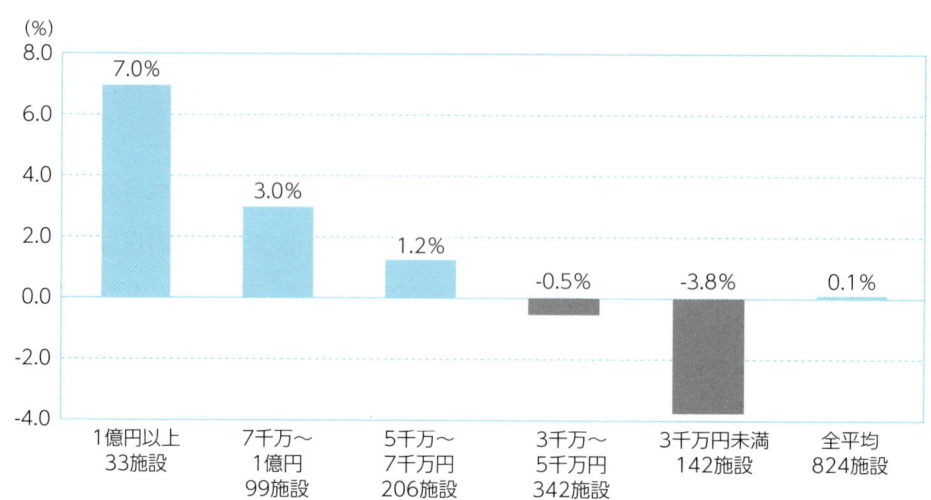

図表1-1-9　二極化する歯科医院

出所：日本医業経営コンサルタント協会 2006 年第 10 回研究発表大会 MMPG 歯科医院経営研究会、角田祥子らの発表資料

9　二極化を生む要因は？

　この二極化を生む要因を考えてみましょう。売上高が１億円以上の歯科医院では、ユニットが８台以上あります。デジタルレントゲンやCTを備えています。しかも、定期的にリニューアルするのでいつも院内はきれいです。さらに、複数の歯科医師が勤務しており患者の目から見ると専門性が高そうに見えます。さらに、日曜診療や夜遅くまでの診療をしており便利です。そして、歯科衛生士が多数勤務しており定期予防管理を実施しているので健康な患者も定期的に通院します。受付も専任で接遇訓練を受けており、感じのよい笑顔で接してくれます。歯科カウンセラーがおり、親切に丁寧に患者の主訴や要望、歯科医院に対するトラウマまで聞いてくれます。歯科医師はできるだけ痛くない治療を心がけており安心感があります。そのため、患者は口コミを広げてくれ、紹介も増えていきます。

　これに対して、売上高が5,000万円未満の歯科医院は、ユニットが２台～３台しかありません。CTはおろかデジタルレントゲンも買えません。患者減少への不安感があるのでリニューアル投資に踏み切れず院内は古びています。さらに歯科医師は院長１人です。日曜、祝祭日、木曜日が休診で夜も７時には閉めてしまいます。この状態ではサラリーマンやOLは治療を受けたくても受けられません。歯科衛生士は１人も採用できず、定期予防管理を実施できないので、数少ない初診患者もすぐに終わりに

なってしまいます。受付も歯科助手が兼務で、接遇訓練など受けていないので感じがよいとはいえません。カウンセリングは行わず、いきなりチェアに誘導して治療を開始します。時間がもったいないので、電動麻酔装置など無痛治療はあまり導入していません。この結果、患者が減少していくのです。

　では、5,000万円未満の歯科医院はどうやって大型歯科医院に立ち向かえばよいのでしょうか。それは、戦略的に自院の強みを強化し、どこか一つでも大型歯科医院に勝てる魅力を作り出すことです。ハード、ソフト、ハートのなかで、どこか一つでも「患者の目に見える良さ」を作りこむ必要があるのです。そのために戦略的なリニューアルが重要な対策となるのです。

10　環境変化のまとめ

　外部の環境変化をまとめてみましょう。歯科の保険診療報酬が10年間横ばいのなかで歯科医院数が増加してきました。しかし、保険診療報酬は横ばいで、1件あたり点数でも「歯冠修復及び欠損補綴」が下がりました。社会保障費の伸びを考慮すると長期的に保険診療収入は増加が見込めません。患者数は高齢化の進行とともにやや増加傾向ですが、すでに患者の3分の2が50歳以上です。そして傷病別の受療率では、歯周病や歯肉炎が増加し、う蝕が減少しています。

　今後は中高年患者が中心となり、歯周病と予防管理を重視しなければならなくなることが予想されます。片方で、歯科医院の二極化が進行し、地域のなかで独り勝ち状態の歯科医院が出現しています。こうした医院と対抗するには、自院の魅力を戦略的に強化し、患者に選ばれる医院にしていく必要があります。そのために集患が難しくなってきた歯科医院や、開業後一定の年数を経過し、建物の内装や設備の更新時期を迎えた歯科医院では、戦略的なリニューアルを検討する必要があるのです。

コラム

変えるリスクと、変えないリスク

　いざリニューアルしようとすると、いろいろ考え込むことが多いようです。リニューアルの経営相談は、開業後15年程度経過した45歳前後の院長先生からのご依頼が多いのですが、それは、60歳まで15年あるのでまだ「変えるリスク」を決断しやすい年齢だからです。しかし、院長先生の年齢が50歳を超えると迷いがでてきます。あと10年のために1千万円以上の資金を投下することに躊躇する気持ちが生じてくるからです。

　しかし、多くの場合、「変えないリスク」を考慮されない先生が少ないようです。「これまでなんとかやってきたし、今は患者もついているのであと10年くらい持つだろう」と考えがちなのです。ところが、外部の環境は変化し続けています。近くに新規開業する医院がでてきたり、近所の先生が大規模なリニューアルをすると競合関係に変化が生じてきます。そして、いつの間にか初診患者数が減り始めます。最初は微減という感じですが、やがてはっきりと減少していきます。そして月の初診者数が2～3人、1日あたりの患者数が10人を切るような状態になってしまうのです。ここまで落ちてしまうと、もうリニューアルを考える余裕はありません。生活費の確保を考えると1千万円もの資金を投下できなくなるからです。やがて患者は魅力のなくなった医院から離れていきます。そして、患者の減少が収入の減少に直結し、古いままの医院で少数の患者に対して濃厚な治療をする状態に陥ってしまうのです。スタッフの賃金も支払えなくなりどんどん解雇していき、最後は院長1人で1台を稼働させるという状態になる可能性すらあります。

　経済的にも変えないリスクがあります。例えば、ユニットが古くなると修理が多くなります。月間の修理費が15万円から20万円になっている歯科医院もあります。しかし、この程度の金額になると、同じぐらいの金額で、新品のユニットをリースできるのです。故障がなくなるのはもちろん、新しいよく切れるハンドピースを使うことで院長のモチベーションもぐっとアップします。患者にとっても気持ちよく治療を受けられるようになります。修理費は単なる捨て金です。ここにも変えないリスクがあるのです。修理費が高額になっている歯科医院では、交換する場合のリース料と比べてみてはいかがでしょうか。

　経営の世界では現状維持はありません。現状維持はすなわち競合力を失い退歩していくことを意味するのです。変えるリスクと、変えないリスクを考えておかなければ、正しい経営判断ができないのです。

2 リニューアル戦略を立てるための調査を考える

　リニューアルを行うには、戦略を立てるために少なくとも次の調査を行う必要があります。

1　外部環境の変化を把握する

(1) マクロの外部環境の変化

　経済の動向、歯科医療界の動向、診療報酬改定の動向などマクロの環境変化です。10年間は持つようなリニューアルを考えるのですから、第1章のデータなどを参考にして、5年後、10年後の状況を予測しておく必要があります。

(2) ミクロの外部環境の変化

　次に、医院が開業している地域の環境変化を把握する必要があります。例えば、高齢化の度合いや出生率などは地域ごとに異なります。今後、自院として何を強化するのかを判断するために必要な情報です。少なくとも次の調査が必要です。

❶診療圏調査

　過去3年間の診療圏内の患者数の変化状況を把握します。診療圏の大きさ、自院が競合医院と比べて強い地域や弱い地域などを把握します。野立て看板の設置場所などもこの調査から検討します。

❷競合分析

　診療圏内の他の歯科医院の状況を調査します。競合関係は人口あたりの歯科医院数だけでは判断できません。診療圏が競合する歯科医院の立地条件や外観、診療科目、駐車場の有無や台数、ホームページの状況、休診日、診療時間などを実際に歩いてみて、写真を撮影し、外観や看板などを比較しながら総合的に判断する必要があります。そして、地域で最も成功していると考えられる医院を特定したうえで、

その医院よりもどこか一つでも優位に立つことを考えます。これが総合的なリニューアル計画の目標になります。

❸業者イメージ調査

いつも出入りしている業者から、地域の歯科医療の動向や自院についての客観的な評価を把握します。技工所や歯科材料販売会社の営業マンにインタビューをします。プロの目からみた医院の強みと弱み、その地域の歯科医院の状況などを把握します。

2　内部環境の変化を把握する

医院の内部環境の状況を把握します。特に重要なのが患者に関する情報です。増えているのか減っているのか、どこかに大きく変動している地域や年齢層はないか、などを見ていきます。勤務医やスタッフの意識も重要です。これはアンケートやインタビューで把握します。当社（株式会社M&D医業経営研究所、以下同）では、次の項目の調査を実施しています。

❶男女別5歳刻み患者調査

診療圏調査と同じ月の過去3年間の男女別の5歳刻みの患者数を把握して、変化状況を見ます（図表1-2-1）。

図表1-2-1　男女年齢別患者調査

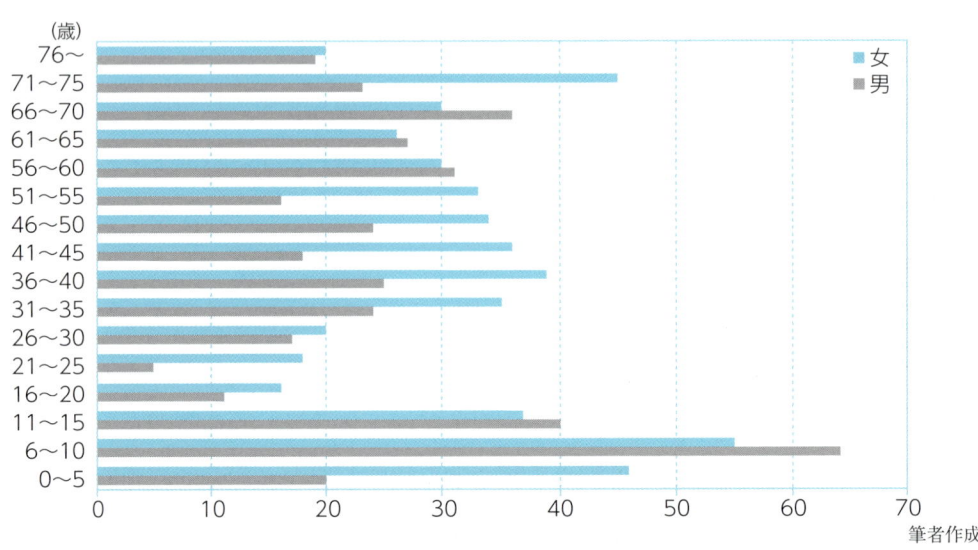

筆者作成

❷患者イメージ調査

50人の患者にアンケート調査を行い、自院の好きなところと問題点を定量的なデータと定性的なデータで把握します（図表1-2-2）。

❸スタッフ意識調査

勤務医やスタッフ全員と面談し、あるいはアンケートをとって、彼らの希望や不満、意欲の状況などを把握します。

※詳細については『歯科医院コンサルティングマニュアル』〈永山正人、木村泰久、角田祥子著、一世出版〉に記述していますので、より詳しく知りたい方はご参照ください。

図表1-2-2　患者イメージ調査

患者さま各位

患者さまアンケート

○○歯科

拝啓　ますますご清栄のこととお慶び申し上げます。さて、○○歯科ではよりご満足いただける歯科医療の提供を目指してアンケート調査を行わせていただきたいと思います。
お手数とは存じますが、よろしくご協力いただきますようお願い申し上げます。

敬具

【アンケート】
○○歯科のイメージについて、該当する場所に○印をつけてください。
(例)

回答しやすい	非常に	やや	普通	やや	非常に	回答しにくい
明るい	非常に	やや	普通	やや	非常に	暗い
新しい・近代的	非常に	やや	普通	やや	非常に	古い・歴史のある
おしゃれ・都会的	非常に	やや	普通	やや	非常に	まじめ・野暮ったい
清潔	非常に	やや	普通	やや	非常に	きたない
先端技術	非常に	やや	普通	やや	非常に	古い技術
待たせない	非常に	やや	普通	やや	非常に	待たせる
丁寧	非常に	やや	普通	やや	非常に	乱暴
やさしい	非常に	やや	普通	やや	非常に	こわい
痛くしない	非常に	やや	普通	やや	非常に	痛くする
値段が高い	非常に	やや	普通	やや	非常に	値段が安い
ドクターの感じが良い	非常に	やや	普通	やや	非常に	ドクターの感じが悪い
スタッフの感じが良い	非常に	やや	普通	やや	非常に	スタッフの感じが悪い
頼りになる	非常に	やや	普通	やや	非常に	頼りない
上手	非常に	やや	普通	やや	非常に	下手
手際が良い	非常に	やや	普通	やや	非常に	手際が悪い
患者の身になる	非常に	やや	普通	やや	非常に	医院の都合を優先する
安心できる	非常に	やや	普通	やや	非常に	不安になる

2. 最後に、○○歯科についてお気づきのところがあればご記入ください。
できれば、何か良いとお感じいただいていること、何かお気に入りのところを一つでもご記入ください。
ドクター、スタッフ一同励みになりますので。

ご協力ありがとうございました

筆者作成

コラム

「診療圏調査」には種類がある？

　ミクロの外部環境の変化で診療圏調査が必要と書きました。しかし、同じ診療圏調査という名称でも、あまり役に立たない診療圏調査があるので要注意です。それは、コンピュータソフトで、開業場所の人口や歯科医院数から、歯科医院1件あたりの患者数を推測したりして制作するものです。もっともらしく地図に診療圏の同心円を書いたりしてくれますが、実際に経営戦略を策定する場合にはあまり役に立ちません。そればかりか、逆に判断を狂わされることがあるので要注意です。なぜなら、この「診療圏調査」は単なる数字データを地図に落としただけのものだからです。確かに、開業する際にざっくりとしたデータを収集するのには役立ちます。この円のなかの人口の増減などは一つの判断のものさしになります。また競合歯科医院の位置と距離は把握できるからです。

　しかし、円のなかが川や道路、鉄道で分断されていると、そこで診療圏が切れてしまいます。さらに、実際の競合関係を知るには、現場へ行って競合する歯科医院を調査しなければ判断ができません。例えば、半径1キロに20軒の歯科医院が開業している「激戦区」でも、まわりの歯科医院が古く、小規模、高齢の歯科医師ばかりという場合には、ある程度の規模で新しい歯科医院を開業すると一人勝ちの状況を作ることができるケースもあります。逆に、半径2kmにわたって競合歯科医院がない場合でも、チェア台数20台もの巨大医院が4kmのところにあったりすると、その影響範囲に入ってしまうことがあるのです。つまり、その地域でどんな歯科医院が競合しているのかをきちんと調べなければならないのです。

　また、実際に来院している患者さんが、どの地域から来ているのかを知る必要があります。これがわからなければ、野立て看板の設置や、ちらし配布のエリア選定もできません。患者が来ない地域には何らかの理由があります。バスが迂回するなど交通が不便だったり、日頃買い物にいくショッピングセンターのなかに競合力の強い歯科医院があったりする――などです。そんな場所に看板を立てても、チラシを撒いても、ほとんど効果は期待できないのです。

　さらに、過去3年間でどの地域の患者が増えているのか、減少しているのかを把握して、実際にその場所へ行ってみなければ、増減の理由や他の歯科医院との競合関係もわかりません。

　診療圏の大きさ、強い地域、弱い地域などを立体的に把握するには、多少手間でも、カルテから患者さんの住所を拾って地図にプロットしていく必要があります。このとき、通常の月のデータを過去3年間、地図にプロットしていきます。レセコンに入力していれば地図ソフトにデータを落とし込むことも可能です。そうして、実際に地図を眺めてみるといろいろな発見があると思います。例えば、70％の患者が来院しているエリアが一次診療圏で最重要のエリアです。これを判断するのが診療圏分析です。ぜひ、本物の診療圏調査を実施していただきたいと思います。

3 戦略の方向性を考える

1　SWOT分析で戦略方向を考える

　調査が終了したらその結果を分析します。前述のように外部環境と内部環境を読み込んで、重要と考えられる項目を付せんに書き出します。それを模造紙に並べていき、「機会」と「脅威」、「強み」と「弱み」に分類します。そのうえで重要性を評価します。評価の方法は、例えば◎○△でも構いません。そして、重要と感じられる項目を「機会」と「脅威」、「強み」と「弱み」の4つの象限ごとに見ていくのです。そして、それを次のマトリックスのように組み合わせて、戦略的に強化する項目を特定していきます。これをSWOT分析（図表1-3-1）といいます。最もよく使われる経営戦略策定手法の一つです。

　この分析のなかで、次の考え方が重要です。

- 「機会」と「強み」を生かして戦略的に他院を差別化するテーマを策定する。
- 「機会」と「弱み」から、戦略的に強化すべきテーマを優先づける。

　逆に言えば、外部環境の脅威があり、自院に弱みがあるものはあえて競争せず、自院に強みがある領域を探して、そこで競争することを考えるのです。

図表1-3-1　SWOT分析

	機会（Opportunity）	脅威（Threat）
強み (Strength)	外部環境変化の機会に自社の強みを生かして成長機会を得ることを考える。	自社の強みで脅威を避けることを考える。
弱み (Weakness)	外部環境の機会を取り込むために、障害となる弱みを解決する。	ここは勝ち目がないので、競争せず競合の回避を考える。

2　リニューアルの全体コンセプトを考える

　リニューアルに際して、どんな歯科医院にしようとするのか、全体のコンセプトを固めておく必要があります。

（1）ドメインを考える

　ドメインとは事業領域のことです。例えば、どんな患者の、どんな医療ニーズに対して、どんな医療サービスを提供するのかという、経営戦略のベースとなる事業領域の確認作業です。具体的には、開業している場所がどんな地域なのか、地域に多いのはどんな患者か、その年齢、職業、性別はどうか、そして提供したいのはどんな歯科医療ニーズか、また自分としては、どんな歯科医療が得意で、どんな歯科医院になりたいのか、これを一つずつ再確認していく作業です。

　例えば、地域の患者が求めている医療サービスは、インプラントなのか、審美歯科なのか、歯周病か、小児歯科か、あるいは在宅歯科なのか、そして、自分が得意とする歯科医療技術や今後やりたい歯科医療技術はそのうちどれなのか、これを確認するのです。さらに重要なのは、そこがどんな地域でどんな患者がいるのかということです。付加価値の高い自費医療を提供しようとしても、開業している場所が下町では需要は限られるでしょう。庶民的な下町に高級レストランや高級審美歯科医院を作って

図表1-3-2　ドメインの考え方

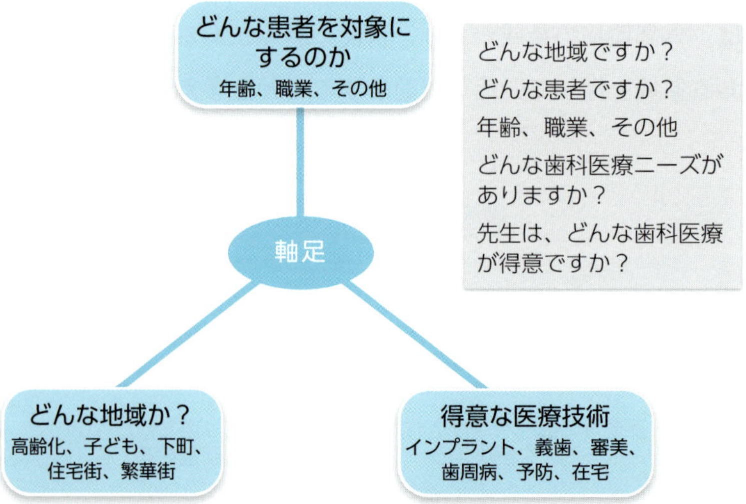

筆者作成

も集患効果が期待できないのと同じです。

(2) ポジショニングを考える

次に、ドメインと競合関係から自院のポジショニングを考えます。高級歯科医院をめざすのか、大衆歯科医院をめざすのか、ファミリーレストランのような歯科医院をめざすのか、ドメインや競合状況を考慮しながら検討する必要があります。最近は、美容院のような豪華な内装の事例が雑誌などで紹介されたりしていますが、筆者はリニューアルはあくまでも経営戦略に基づく投資なので、できるだけローコストで最大の効果をめざすべきと考えています。そのため、待合室と診察室でコンセプトを分けます。待合室は少しよい材料を使ってやや豪華にしますが診察室の内装は徹底的にローコストにするのです。例えば、外科病院のようなイメージです。そのほうが患者の信頼感を得やすいからです。

図表1-3-3　ポジショニングの考え方

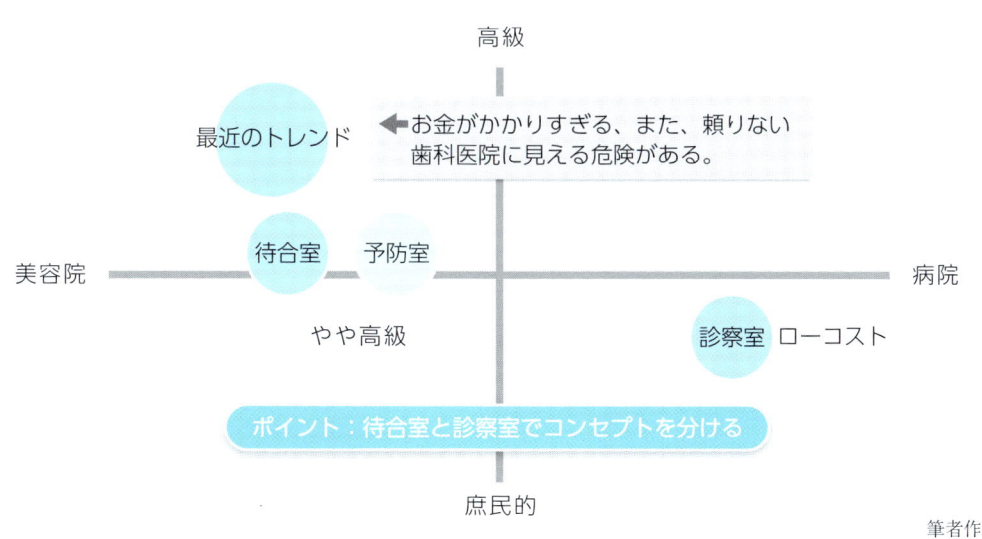

筆者作成

(3) 強みの強化を考える

経営戦略は、強みをさらに強化して競合相手に勝ち抜くための対策です。弱みや問題点を解決して正常な状態にもどす問題解決の対策とは考え方が根本的に異なります。

例えば、マイナス3にプラス3を加えるとゼロになります。つまり、自院の弱点を

カバーしても普通の歯科医院になるだけで競合医院を差別化できません。例えば、古びてきたので外壁を塗り直し、壁紙を変えて近所の歯科医院と同じ程度にきれいになったとします。しかし、それでは他の歯科医院と同じレベルになっただけで、患者さんにとっては普通の歯科医院に過ぎず、特に選ばれる理由にはならないのです。

　ところが、プラス3にプラス3を加えるとプラス6になります。徹底的に強みを強化すると選ばれるようになるのです。例えば、開業後15年を経過して古びているが、幹線道路沿いに立地し、駐車場が大きい歯科医院があるとします。看板をリニューアルし、思い切ったデザインの目立つ看板を掲げ、駐車場の舗装をやり直し、きれいな花壇を設置します。さらに、医院のエントランスを郊外のレストランのように整えます。こうなると圧倒的に目立ちます。そうすると、一度行ってみようと考える患者が増えてくるのです。そして、外観だけでなく、提供する医療サービスや丁寧な説明など、患者が感動するような対応をすれば、初診で来院された患者がリピーターとして定着してくれるようになるのです。

　つまり、リニューアルは、「他の医院よりどこかで優位に立つ」こと、そのために「強みを徹底的に強化して他の医院を差別化する」という考え方で取り組む必要があるのです。

図表1-3-4　強みを強化する

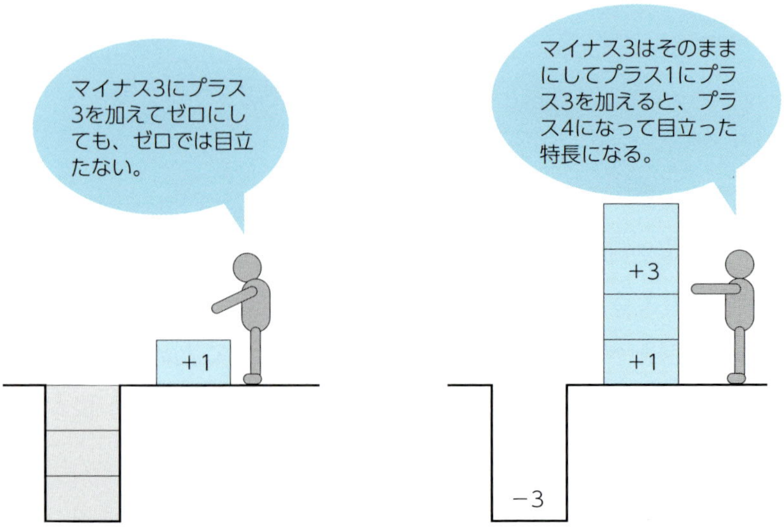

マイナス3にプラス3を加えてゼロにしても、ゼロでは目立たない。

マイナス3はそのままにしてプラス1にプラス3を加えると、プラス4になって目立った特長になる。

筆者作成

（４）リニューアル予算は増分キャッシュフローで計算する
～過剰投資を避けて、安定経営をめざす～

リニューアルの検討には、予算の設定が重要です。歯科医院の破たん原因では過剰投資が多いからです。予算は「リニューアルで増えると予想されるキャッシュの５～７年分」で算出します。例えば、総合的なリニューアルによって増加する患者数を約30％として、そこから得られるキャッシュを試算し、５～７年で回収できる金額を計算するのです。これが「投資限度額」です。この方法で同時に売上高と利益の目標値も設定できます。現実的な目標値で確実に投資を回収できる数値になります。

リニューアル予算の投資限度額は、原則として増えたキャッシュの５～７年分以内で回収できるかどうかを考慮します。投資額を10,000千円として試算してみましょう。

> （例１）売上高が４千万円の医院で、売上が20％増えるとした場合、
> 　　　　40,000千円×20％＝8,000千円　→増加する売上高
> 平均粗利益率が25％として、
> 　　売上8,000千円×利益率25％＝2,000千円　→増加する利益
> 税金が40％かかりますので、増えるキャッシュは、
> 　　　　2,000千円×（１－40％）＝1,200千円
> 単純に計算すると、この５年分
> 　　　　1,200千円×５年＝6,000千円　→増加するキャッシュの５年分です

次に、減価償却費を考えます。これは経費として算定されますが現金で支出するわけではないからです。

法定償却年数は、建物の造作が15年、ユニットが７年など設定されていますが、投資を10,000千円として、償却年数を単純化して平均10年として計算します。

> 　　　　10,000千円÷10年＝1,000千円
> ⇒　年1,000千円×５年＝5,000千円　→５年間の減価償却費で残るキャッシュ

つまり、５年間で予算の１千万円の半分である5,000千円キャッシュが残ります。

これを先の利益で残るキャッシュの6,000千円と合算すると、11,000千円になります。

つまり、リニューアルに10,000千円をかけても5年間で回収でき、さらに1,000千円のキャッシュが増えるのです。

なお、総合的なリニューアルを考える場合は1千万円が予算の最低ラインです。ユニットの交換や看板と造作工事の予算を約500万円確保する必要があるからです。これが安全な予算といえるのは、この試算のように減価償却費が残るからです。安全な投資限度はこのように増分キャッシュフローで考える必要があります。また、投資回収期間は、5年から7年間を想定しておきます。10年を超えるような期間では、環境変化リスクが避けられないからです。

3　リニューアルのマーケティング戦略を考える

（1）成功する歯科医院のマーケティングコンセプトを表現する

歯科医院に必要なマーケティング対策のコンセプトは、「頼れる、やさしい、痛くない」です。これはどの患者さんにも、子どもの頃に怖かったり、痛かったりした記憶があるからです。さらに、大人になってからも、いつまで通うのかわからない不安があったり、説明もなく削られたり、痛くても止めてくれなかったり、さらにどうしてこんなにと思うほど治療費が高かったりした記憶があるからです。

つまり、自院が、技術面や価格などの面で「信頼できる」、丁寧に聞いてくれて説明してくれるなど「やさしい」、そして、治療にあたってできるだけ「痛くない」配慮をしているということを、「患者が見て感じるすべての面」にわたって表現する必要があるのです。「頼れる、やさしい、痛くない」、これを筆者は成功する歯科医院のマーケティングコンセプトといっています。このコンセプトですべての施策を統一する必要があるのです。そして、これを自院がターゲットとする患者の年齢層や、医院の開業している地域性などを考えながら表現していくのです。

（2）マーケティングミックスを考える

マーケティングというと広告宣伝のことと考える人が多いようですが、そうではありません。フィリップ・コトラーは、マーケティングは次の4Pにわたるといっています。これはマーケティングミックスとも言われますが、このすべての項目にわたって対策を考える必要があるのです（マーケティング4Pとは、次の頭文字をとったも

のです)。

- PRODUCT　：製品・サービス政策—自院で提供する医療サービスの検討
- PRICE　　：価格政策—自費の価格設定や窓口負担額の目安の検討
- PLACE　　：販売チャネル・店舗政策—医院の外観、内装などお店づくりと、患者紹介ルートの検討
- PROMOTION：販売促進政策—広告、宣伝、広報などの検討

(3) 関係性マーケティングを考える

さらに、歯科医院は医療サービスを提供する産業ですので、関係性マーケティングを検討する必要があります。これはコミュニケーションのマーケティング対策です。登場人物は、医院、スタッフ、そして患者です。歯科医院では、前述のマーケティング4Pで行う外部とのコミュニケーションだけでなく、医院としてのスタッフ教育や、患者と医師やスタッフとの相互関係のコミュニケーションを高度化する必要があります。

例えば、新卒で入社したばかりの歯科衛生士や歯科助手に患者さんには敬語を使う

図表1-3-5　コミュニケーションのマーケティング（関係性マーケティング）

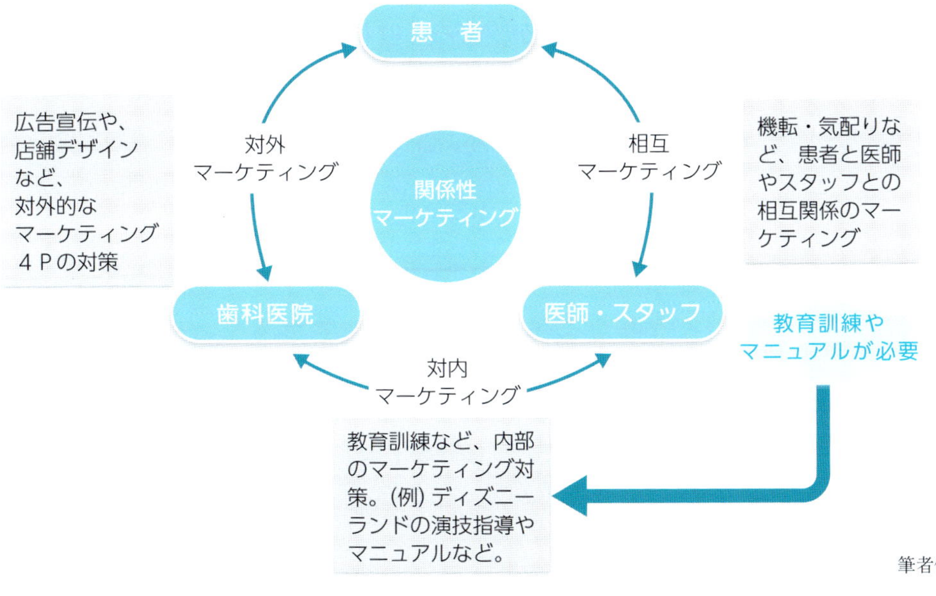

筆者作成

ように指示しても、「お名前様教えていただけますか？」など妙な言葉づかいしかできません。また、気転・気配りといっても、きちんと考えて行動しなければ、かえって不快な気分にさせてしまうことすらあります。そのため、きちんとした教育訓練が必要になります。

　この教育訓練など、医師やスタッフと医院とのコミュニケーション対策が内部のコミュニケーション対策です。これを対内マーケティングといいます。具体的には、接遇訓練や歯科カウンセラーの養成、自費診療説明のマニュアル作りなど、医院としての内部管理の高度化をする対策です。そしてこれらを基に、現場で機転・気配りの利かせ方を高度化していくのが、相互マーケティングです。

（4）本質機能と表層機能を考える

　マーケティング対策を行うときには、本質機能と表層機能を考える必要があります。本質機能とは、例えば「歯が痛くて歯科医院に行って、痛みが止まる」というような機能です。これは患者にとっては当たり前で、満足するわけではありません。そればかりか、少しでも痛みが残ると不満を抱いてしまいます。つまり、本質機能は高度化しても当たり前と感じられてしまい、逆に少しでも不備があると大きな不満に直結してしまうのです。

　これに対して何かあるだけで満足度が高まる機能があります。これが表層機能です。例えば、ビジネス街の歯科医院にマッサージチェアがあるとします。形成して全身を突っ張っていた患者さんに、受付が「よろしければマッサージをして帰られませんか」と一言かけます。患者さんは気持ちよくリラックスでき満足度が高まります。しかし、マッサージチェアがなくても特に不満は感じません。このように表層機能を高める

図表1-3-6　本質機能と表層機能

	顧客の期待	満たすと	満たさないと	ポイント
本質機能	当然受けると期待する機能・サービス	不満足でないだけ（満足度が高まるわけではない）	不満足になる	少しでも欠けると満足度が一気に低下する
表層機能	当然と思わないが、あると嬉しい機能	満足する（満足度が高まる）	満足でないだけ（不満足にはならない）	ひとつ満たすだけで満足度が高まる

筆者作成

工夫を作りこんでいくことで患者の満足度が高まり、他の医院を差別化できるのです。

　歯科医院の本質機能は、「確かな診療技術」「痛くない治療」「適切な傾聴と説明」「高度な清潔管理」などでしょう。表層機能は、「感じの良い接遇」「通いやすい」「きれいな待合室」「待たせない工夫」「待ち時間を苦痛にさせない工夫」などです。本質機能を高めてしっかり維持したうえで、患者が喜ぶ表層機能を積み重ねていく工夫が必要なのです。

4　総合的なリニューアルを考える

(1) ハードのリニューアル項目を検討する

　ハードのリニューアルは、建物、設備などのリニューアルです。一般的には次のような項目があります。

❶外観のリニューアル

　　外壁、エントランスの改良、外壁の塗り替え、増築などです。

❷ユーティリティのリニューアル

　　駐車場の整備や拡張、エレベーターの設置、階段の拡幅、院内土足化、キッズコーナーの新設、シャワートイレ化などです。

❸内装のリニューアル

　　壁、ドア、照明、待合室のソファ、家具、調度品の交換などです。

❹備品のリニューアル

　　テレビ、音響設備、書籍、マッサージチェアの導入などです。

❺医療機器のリニューアル

　　デジタルレントゲン、ユニットの交換、CAD／CAM、位相差顕微鏡、CT、レーザーの導入などです。

(2) ソフトのリニューアル項目を検討する

　ソフト面のリニューアル項目は、医院の運営面のリニューアル項目です。建物のリニューアルに合わせて、医院の運営管理体制を一新するリニューアルです。例えば、次のようなものがあります。

❶診療科目、診療体制のリニューアル

　　診療内容のリニューアルです。患者の高齢化に備えた歯周病治療の本格的な取り組み、Eマックスやジルコニアなどの新しいセラミック修復、インプラントの

開始、インビザラインなどの新しい矯正法の導入、訪問歯科、予防歯科など新たな医療サービスの開始、診療時間や休診日の変更などがあります。

❷各種のデザインのリニューアル

看板、診察券、その他のデザインの見直し、ユニフォームの変更など、すべてのデザインをリニューアルに合わせて変更すると、新しく生まれ変わったようなイメージを、患者にもスタッフにも与えることができます。

❸マーケティングツールのリニューアル

パンフレット、院内報、しおりなどの情報発信ツールの制作です。リニューアルを機会に情報発信力を強化するのです。

❹管理システムのリニューアル

電子カルテ、ビジュアルソフトの導入、レセコンの入れ替えなどです。例えば、現金自動清算機を導入すると、受付の出納業務がなくなり患者とのコミュニケーションを高度化できます。

❺広告宣伝のリニューアル

看板、野立て広告、ホームページ、各種媒体広告など、広告宣伝の見直しです。

❻歯科カウンセリングの開始

歯科カウンセラーの養成と配置や、自費説明ツールやシナリオの作成などです。短時間で信頼感を獲得できる初診カウンセリングの実施体制を構築し、すべての患者に対する自費説明体制を整え、患者が自分で治療内容や材料を選べるようにします。

（3）ハートのリニューアル項目を検討する

ハートのリニューアル項目は、患者とのコミュニケーションのリニューアルです。患者対応を高度化し、医院の魅力度を高めるためのリニューアルです。リニューアルは、普通の状態ではなかなかできないことを一気に進める絶好の機会です。例えば、次のような項目が考えられます。

❶経営理念の確立

経営理念や診療方針の明確化と、医師・スタッフへの徹底です。朝礼で読み上げるなどして浸透を図ります。

❷接遇の高度化

　マニュアルやロールプレイングを使って接遇を高度化します。さらに、医師やスタッフをセミナーに派遣するなどして話術を鍛えます。

❸気配りの高度化

　医師やスタッフの機転や気配りです。さりげない気配りで患者とのコミュニケーションを高度化させることができます。

❹人事施策の見直し

　報奨金制度や成果主義賞与など、スタッフへの動機付けができる人事施策の導入です。さらに、就業規則の制定や賃金制度の見直しなどをリニューアルに合わせて実施します。

コラム

建物や設備だけのリニューアルではなぜだめなのか？

　看板も作った、工務店でリニューアルもした、ホームページも作った。しかし、患者は3か月ほど増えただけで最近また減ってきた……。このような話をよく聞きませんか。でも、どうしてリニューアルしたのに患者が減ってきたのでしょうか。

　これは、ラーメン店のリニューアルにたとえてみるとよくわかります。店を改装してきれいになると、はじめのうちは、お客さんは好奇心で集まってきます。しかし、メニューも味も同じ、定休日も営業時間も同じ、店員の服装も態度も同じでは、お客様は「なーんだ、店はきれいになったけど前と同じだ」となって、好奇心が満足されたあとは次第に来なくなってしまうのです。もし、そのラーメン店がリニューアルに合わせてメニューの一部を変更したらどうなるでしょうか。例えば、「鹿児島産の黒豚の骨を20時間煮込んで使ったこだわりスープ始めました」などと店内に表示します。そして、「新メニュー特製黒豚つけ麺」「おすすめ！黒豚特製ぎょうざ一皿250円」などと新しいメニューも作ります。さらに、店員の制服をデザイン性の高いものに変え、挨拶や笑顔の対応などがきちんとできるように、接遇訓練を受けさせ、料理もトレーに載せて運ぶようにマニュアル化します。値段も従来メニューも含めて近隣の競合店の水準をもとに設定しなおします。すると、好奇心で来店したお客様のなかに、「お、前と変わったな、よくなったな」と感じる人が出てくるでしょう。その人は満足すると繰り返し来店してくれるようになります。そして、口コミで店のよい評判を広めてくれるのです。

　これは歯科医院でも同じです。つまり、リニューアルをするときは、ハード（建物・設備）だけでなく、ソフト（治療メニュー、診療時間など）、ハート（接遇、心構えなど）を総合的にリニューアルする必要があるのです。そのためには、これまで来院されている患者の変化、他の医院との競合状態、医院の建物や設備の状態、さらに医師やスタッフの状態などの現状を調査して、今後目指すべき「勝ち残るための経営戦略」の方向性を固める必要があります。地域のなかでどんな歯科医院でありたいのか、どんな患者さんに来てもらいたいのか、どんな歯科医療を提供したいのか、そして、どこを強化する必要があるのかという項目です。このように経営戦略を明確にしたうえで、ハード、ソフト、ハート（コミュニケーション）にわたる総合的なリニューアルの実施事項を定める必要があるのです。工務店やデザイン業者にまかせて建物だけのリニューアルをしても、すぐにお客様の離れてしまうラーメン店のようになってしまう可能性があるのです。

5　戦略的リニューアル　10の重要ポイント

　戦略的リニューアルの範囲は、看板、ホームページ、そして待合室や滅菌消毒体制にまで及びます。これらを総合的にリニューアルしようとすれば、予算は最低でも1,000万円から1,500万円ほどになります。それでも、デジタルレントゲンをいれたり、チェアを交換したりするとあっという間になくなってしまう金額です。この限られた予算のなかで他の歯科医院に差別化するには、戦略的に強化する部分に資金を集中することが必要です。そのための10の重要ポイントをご紹介しましょう。

ポイント1　看板のリニューアルが重要　〜看板でイメージチェンジをする〜

　看板は、ホームページと並んで患者獲得に最重要のアイテムです。医院のリニューアルをする際には、看板についても競合医院より認知性と誘導効果の高い看板へのリニューアルを考える必要があります。リニューアルに合わせてデザインを変更することで、イメージチェンジができます。医院がリニューアルしたことを伝えることもできるのです。見直す必要があります。

ポイント2　ホームページも同時にリニューアルする　〜ホームページが「マイナスの広告」になっていないかをチェックする〜

　歯科医院の広告手段として、ホームページが看板と並んで重要です。総務省のデータによれば、1日あたりのメディア接触時間は、「ラジオ」「新聞」「雑誌」は30分未満が60％前後に対し、「インターネット」と「テレビ」は1時間以上5時間未満が合わせて60％超となっています。特にネットは10時間以上利用する割合が他のメディアよりも比率が高く、商品やサービスの購入のための情報収集はネットが主流という結果が出ています。

ポイント3　滅菌と消毒の高度化で差別化する　〜ハンドピースの滅菌消毒と適切な説明で、患者は怖くて他の医院に行けなくなる〜

　新聞やテレビなどで、総合病院や介護施設でのノロウイルスやMRSA感染症による入院患者や入所者の死亡事故がよく報道されています。このようななかで、歯科医院での滅菌・清潔管理に対する患者の視線も厳しくなりつつあります。しかし、感染リスクがあるにもかかわらず、ハンドピースを滅菌処理している歯科医院が少ないのです。これは、通常の滅菌装置では高温になるため精密な器具の損耗が激しく、費用負

担を避けようとしているからです。これは、ある意味でチャンスです。患者に正しく伝えれば、自院の安全性を理解してもらえ、他の歯科医院に行かなくなると考えられるからです。

ポイント4　院内の土足化で差別化する
～患者が、スリッパに履き替える歯科医院に違和感を覚えるようになる～

肝炎やHIVの交差感染リスクなどの感染防止だけでなく、スリッパの消毒やエプロンのディスポ化などへの関心も高まっています。院内はスリッパではなく土足化すべきです。これは、スリッパの使い回しによる皮膚疾患の感染リスクが否定できないほか、高齢患者の転倒リスクなどの事故の発生確率が高いためです。

厳しく清潔管理を実施している大学病院や総合病院では100％土足でしょう。スリッパではほこりが舞い上がるほか、いちいち消毒しなければ別の院内感染リスクがあるからです。

ポイント5　クレジットカードで差別化する

リニューアルに合わせて、クレジットカードを使えるようにしましょう。もちろん保険でも使えるようにします。保険の窓口負担は診療報酬の30％なので、カード払い手数料3％は微々たる金額です。また1千円未満の少額の支払いでクレジットカードを使う割合は5％というデータもあります。さらに、クレジットカードが使えると、ポイントを溜めている初診患者が来院します。つまり、こんなに安価な広告宣伝費はないのです。

ポイント6　医療サービスのリニューアルで差別化する
～患者に選ばれる治療メニューを取り入れる～

マーケティングは広告宣伝だけではありません。歯科医院で最も重要なのは、提供する医療サービスの設計です。つまり、どんな医療サービスを提供するのか、しないのかの選択が最重要なのです。患者は、希望する医療サービスが受けられるかどうかをネットで調べて比較します。このため、常に患者ニーズの高い治療メニューや、新しい治療メニューを用意しておく必要があります。

ポイント7　医師とスタッフの接遇で差別化する
～患者に選ばれるコミュニケーションを作りこむ～

2010（平成22）年の歯科医療管理学会において、患者の医院選考条件の調査結果が

東京医科歯科大学大学院の研究者から発表されました。その発表のなかで患者の立ち去り要因として指摘された5項目は、①待合室が落ち着かない、②医師が感じ悪い、③スタッフが感じ悪い、④医院のファシリティ（設備、建物など）、⑤距離的に遠い——でした。

ポイント8　患者にわかりやすい医療設備で差別化する
〜信頼感を見て感じてもらう〜

リニューアルに合わせて、古くなったチェアや医療設備の交換や、新しい医療設備の導入を検討します。このとき、素人にわかりやすい高度医療機器を整備することを考える必要があります。

ポイント9　院内組織を見直す
〜ワンマンコントロールから集団指導体制へ〜

歯科医院では、院長は自分の診療に集中しており、ほとんどマネジメントに割く時間がありません。このため、日常的に意思疎通ができる人数はいつも診療をともにする3人程度です。受付1名、歯科衛生士1名、歯科助手1名……。この人数なら、院長の指示や考え方はスタッフにすぐに伝わり、ほとんど問題なく診療を継続できます。しかし、5人を超えると、とたんに院長にもスタッフにも不満が出てきます。院長との接触頻度が少なくなるスタッフが出てくるからです。

そのために、対策が必要です。

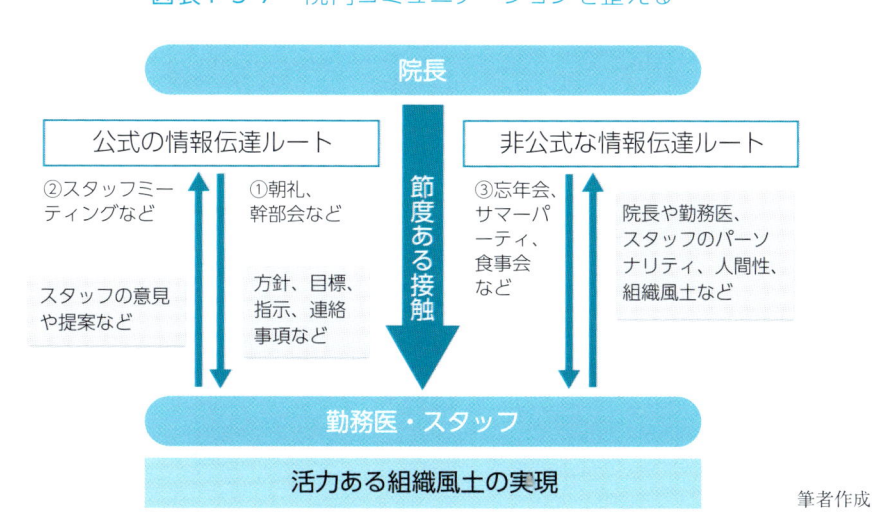

図表1-3-7　院内コミュニケーションを整える

筆者作成

図表1-3-8　院内組織図の例

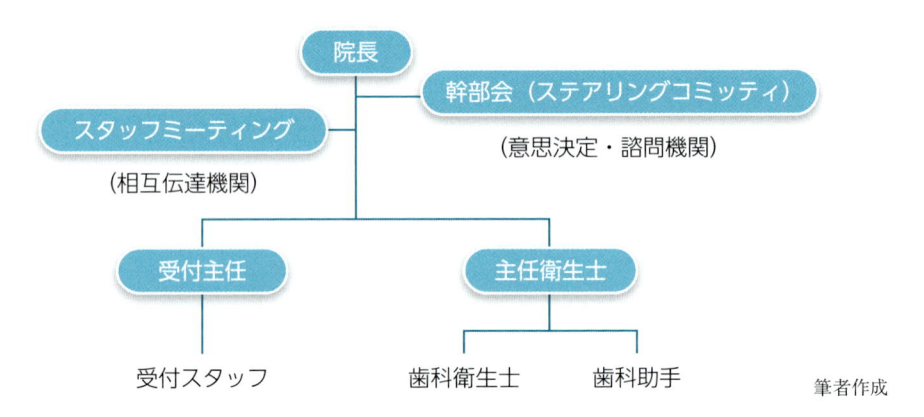

```
                    院長
                     │
   スタッフミーティング ─┼─ 幹部会（ステアリングコミッティ）
      (相互伝達機関)    │     (意思決定・諮問機関)
                     │
            ┌────────┴────────┐
         受付主任            主任衛生士
            │              ┌────┴────┐
        受付スタッフ      歯科衛生士  歯科助手
```

筆者作成

> **ポイント10**　人事制度を改善する
> 〜従業員満足度を高めて協力体制を築く〜

　ソフト面のリニューアルの最終段階として、人事制度の改善を検討します。実は、リニューアルは建物やユニフォームなど視覚から変化したことが伝わるため、人事面の変革を行う絶好の機会なのです。

コラム

ポイントカードは導入すべきか？

　最近はエディやワオン、JRのスイカやイコカなどのプリペイドカードや、Tカード、PONTAなど、購入金額に応じてポイントがつくカードが増えています。これらのポイントカードを歯科医院で導入すべきでしょうか。

　2012（平成24）年夏に、厚生労働省でポイントの取り扱いについて問題が提起されました。発端は調剤薬局のポイントカードです。保険調剤の売上にもポイントを付与していたため、療養担当規則で禁止されている「保険診療報酬の値引きによる患者誘因」と判断されたのです。その結果、2012年10月に療養担当規則が改正されました。要約すれば、「当該保険医療機関が行う収益業務に係る物品の対価の額の値引き、その他の健康保険事業の健全な運営を損なうおそれのある経済上の利益の提供による誘因をしてはならない」と記載されています。ただし、クレジットカードのポイント制については、広く社会に普及しており患者誘因のための保険診療報酬の値引きに該当しないという判断になりました。

　実は、「診療報酬の値引き等による患者誘因」は療養担当規則だけでなく、自費と保険を問わず医療法の広告規制でも禁止されており、厚生労働省の広告規制ガイドラインにも例示されています。PONTAやTカードなど、利用額に応じてポイントを発行するためだけのカードは、「健康保険事業の健全な運営を損なうおそれのある経済上の利益の提供による誘因」とみなされる懸念があります。このため、これらのカードの導入をホームページや看板などで広告することは避けたほうが無難でしょう。

　さらにその広告効果にも疑問があります。考えてみてください。歯科医院が加盟しても、ポイントを付けられるのは自費治療だけです。ホームページや看板でポイントカードが使えることを掲示すると、患者は保険診療でもポイントがつくと考えて来院するでしょう。来院してから自費治療しかポイントがつかないことを説明されたら、騙された気分に陥るのではないでしょうか。それは医院にとって得策でしょうか。しかも数百万円の初期費用がかかり、患者に1点のポイントをつけるために3円の手数料がかかるということです。

　そして重要なのは、患者がそもそもポイントの有無で歯科医院を選ぶかどうかです。どこでも同じサービスや商品が提供されるコンビニエンスストアやビデオショップなどでは、ポイントの有無で選ばれる可能性があるでしょう。しかし、歯科医院の医療サービスはどこでも同じではありません。歯科医院を選ぶ患者の動機は、「頼りになるのか、丁寧でやさしいか、痛くないか」です。果たして、自費治療だけにポイントがつくということで患者が歯科医院を選ぶかどうかを考える必要があると思います。

第2章

戦略的リニューアルの実際
～ハード面の戦略的リニューアルの考え方と事例～

1 設計から工事発注までの実際

1　施設計画を検討するには

　まず、リニューアル戦略を立ててどんな歯科医院にするかを明確にして、設計士と打ち合わせる必要があります。自費診療中心の高級医院なのか、あるいは保険診療中心の庶民的な医院にするのか、中高年患者の獲得をめざすのか、小児歯科を志向するのかでもコンセプトが変わってくるからです。高級な歯科医院を志向するのか、保険中心で庶民的な歯科医院を志向するのかでデザインが異なってきます。例えば、普通の歯科医院では大理石の内装は不要です。逆にパネルに壁紙の内装では高所得な患者は集患できません。小児歯科ではキッズコーナーや遊具が必要になります。さらに、子どもが大声で泣いたり暴れたりすると、落ち着いて診療を受けたい審美歯科や自費診療の患者は来院しにくくなります。つまり、どんな歯科医院にするのかの選択が重要なのです。

　また、リニューアルにあたっては特に待合室や診察室のインテリアが重要です。待合室に掲示するポスターなども、掲示する位置や全体の雰囲気を考慮して配置計画を考えます。

2　設計事務所と施工業者を選定するには

　小規模のリニューアルで、建物の柱や梁など構造や強度に関係のある部分を触らずにインテリアだけのリニューアルをする場合は、インテリアコーディネーターでも設計ができます。リニューアルショップや工務店でも設計士やインテリアコーディネーターを抱えているので、設計施工で対応してもらえるでしょう。ただし、大きな増築や建物の全面リニューアルなどの場合は、設計と施工が一体になった総合建設業者に設計施工で依頼するか、設計事務所に設計と工事の監理を依頼し、建設業者に施工を

依頼するか、という選択をする必要があります。

(1) 設計施工の長所と短所

　長所は、不具合が生じた場合の責任の所在が明確で、しかも診療に追われている院長が打ち合わせにかける時間を節約できることです。また設計料を考慮すると結果的に安価になることが多いようです。

　短所は、デザイン力を売り物にしている設計事務所ではないので、作りやすく管理のしやすい建物になる傾向があります。つまり、四角四面な雰囲気の建物です。

(2) 設計と施工を分ける場合の長所と短所

　長所は、デザイン力を売り物にする設計事務所を選べることです。特に歯科に強いデザイン事務所を選ぶと、かなり満足度の高い建物を作ることができます。また、施工会社を競争見積もりで選定すると工事費を抑えることができます。施工監理まで設計事務所に依頼すると、設計通りの建物を実現してくれます。

　短所は、施工会社を選定する必要があることです。入札や見積もり合わせを行わなければなりません。また、設計料が工事費の数％別途必要になります。設計料と工事費を合計すると、設計施工の場合よりも高くなる場合も出てきます。

　設計事務所への発注にあたっては、設計料が工事費に対する歩合で設定されることが多いので注意が必要です。できれば最初に設計料の見積もりをとっておき、定額で依頼し、コストダウン対策の企画も含めてアドバイスをもらえるように依頼することをお勧めします。細かい話ですが、このときあまりに厳しく値切ると、設計事務所のモチベーションが下がり手間をかけない仕事をする懸念が出てきます。気持ちよく、素晴らしい設計をしていただくことを優先しましょう。

　工務店を選ぶ際にローコストにするポイントがあります。それは、ユニットなど歯科医療設備を増設する場合は歯科専門の業者に依頼し、それ以外は普通の工務店に依頼することです。歯科医療設備は水回りの工事を伴うため、慣れていないと汚水が詰まるなど不具合が生じる懸念があるためです。ただし、歯科専門の業者は工事費が高めになってしまいます。逆に、待合室やエントランスなど、医療用の水回りを含まないリニューアルであれば、一般の工務店でも十分対応可能です。業者の選び方にもよりますが、工事費を1割〜2割ほど安くすることができます。大手のリフォーム店は

安心できますが、どうしても工事費が高くなりがちでローコストに抑えることが難しくなります。また、工務店も、あまり値切ると手間をかける仕事はしなくなる懸念があります。

歯科医師には工事の価格の妥当性についての判断は難しいのではないかと思います。その意味で、1,000万円を超えるようなリニューアル工事をされる場合は、経営コンサルタントなど外部の専門家を起用してアドバイスを得ることをお勧めします。当社（株式会社M&D医業経営研究所）の場合でも、工事の値引幅でコンサルタント料が賄えてしまうケースがあります。設計のチェックや動線の判断、完成後のチェック、さらにソフト面やハード面でのコンサルティングも得られることなどを考慮すると一考の余地はあると思います。

3　工事費低減にはCD案とVE案を検討する

工事費を値切ることができるでしょうか。残念ながら、歯科医師は建設工事や材料費、職人の人件費の相場などの知識や情報をもっていません。業者も根拠があって見積もりをしているので、業者が「はい、わかりました」と下げてくれることはまずないでしょう。しかし、院内の建具や器具の使い勝手は先生方のほうがよくわかっているはずです。例えば、間仕切りはどの程度の高さがあればよいか、あるいは患者から見えない消毒室の戸棚などは立派なものでなくてもよいなどです。この知識を業者との工事費の交渉の場面で使うのです。

CDとはコストダウンの略語で、このように安い材料や器具におきかえて工事費を低減することです。例えば間仕切りの材質を安価な材料に変える、間仕切りの設置をやめてしまう……などです。実際のリニューアル工事では、エントランスのドアの建具の交換などが設計されているケースが多いのですが、これを行うとかなりの工事費と材料費がかかります。現状の建具を使ってドアだけを新しくするだけでもかなりのコストカットができるのです。また、建材には同じ色でもいくつものグレードがあります。素材感などもいくつか選べるのが普通です。特に、壁紙や床は面積が大きくなるので、材料のグレードを下げることで工事費節減が可能です。歯科医師が材料のグレードを知らないことをよいことに、最初から安価な材料を仕様にしている場合がありますが、これも「もっと安い材料はないのか」と聞くことである程度判断がつきます。

また、VEとはバリューエンジニアリングの略語で、おなじ機能を果たすもっと安価な別のものに置き換えることです。たとえば、間仕切りのサイズを小さくして材料費を低減する、注文制作から既成品に変更してコストを下げる、棚や建具で間仕切りを代替えさせる、などです。機能を確保しながら工事費を低減できるので、VE案の抽出も工事費の低減には重要です。例えば、消毒棚などの家具を新設する場合は、家具を医療用仕様にすると棚板の上下にメラミン樹脂を貼り付けていきますので、注文生産になるとそれだけでかなりのコストアップになります。もし棚板の上だけにメラミン樹脂が貼られていれば十分という場合は、既成の台所用の家具を使用します。既製品のサイズに合わせて設置場所を設計していくのです。こうすることでコストダウンができます。「アスクル」や「カウネット」に掲載されている安価な事務用の家具を使用すると、さらにコストダウンが可能です。

　こうして使用する場所と目的に合わせて、CDとVEを工事費が予算内に納まるまで繰り返していきます。これには先生の歯科医療の現場での運営についての知識と経験が欠かせないのです。

4　建築工期と施工時期の目安は

　リニューアルは、できるだけ診療に影響を与えないように短期間で行う必要があり、1週間から2週間で終わらせることを考えます。そのため、リニューアル工事の実施時期は、4月末から5月初旬のゴールデンウイークや、お盆、そして3連休などを活用します。この連休に合わせて3日程度の休診日を確保するのです。準備工事は事前に徐々にできる範囲で開始していきます。既存の器具などの片づけは、スタッフ総出でまる2日はかかると見ておくほうが無難です。工事は、間仕切りを変更する場合などは、内装の解体から開始しますが、意外に時間がかかることがあります。また、大量の廃材が出てきます。

　次に内装工事が始まります。チェアの増設を行う場合は、床の張り替えと床下の配管が必要になり時間がかかります。他のユニットもすべて外す必要がある場合があります。壁紙と天井の張り替えには接着剤を塗布するためにある程度広いスペースが必要です。最後にチェアを設置して試運転を行います。工事の不備が残る場合は、その日以後、診療終了後の夜間と休診日で対応していきます。不具合箇所のチェックと修正が終わるまでに約1か月かかると考えておく必要があります。

5　増築の場合は早めに保健所へ

　床面積やチェア台数が増える場合やレントゲン室を移設したり、CT室を増設したりするような場合は、開設許可条件の変更になりますので、事前に都道府県の管轄する保健所に相談しておく必要があります（医療法）。この場合、先に詳細設計や業者選定まで行ってしまうと、行政の指導によって手戻りになることがあるので、概略設計やプランの段階で相談することをお勧めします。繰り返し相談に行くと、窓口の職員も親切に指導をしてくれます。都道府県の指導に基づいて詳細な設計を開始します。なお、リニューアルや増築計画に際して勤務医を増員する場合なども人数の届出が必要です。

　注意点は、別の階に診療所を増設しようとするとき、患者専用の階段の設置を指示されることがあります。最近は緩和されているようですが、保健所から細かな指示がでる場合があります。他の階への増床を計画する場合は、できるだけ早めに相談に行き、行政の指示に従って設計する必要があります。

コラム

1階が空いたら移転する

　テナント開業の場合、同じビルの1階が空いたら移転を検討しましょう。2階での開業の場合は1階への増床を計画しましょう。なぜなら、集患率が全然違うからです。商業施設の場合、1階の家賃を100とすると、2階の家賃は70程度です。しかし、集客率は1階を100とすると、2階は25程度しかありません。4分の1しかないのです。これは、例えばラーメン店を考えるとご理解いただけると思います。もし2階にラーメン店があったとして、気軽に入るでしょうか。本屋でも同じでしょう。理容院や美容院でも同じです。つまり開業を検討する場合は1階の物件を選ぶ、ある程度成功してきたら1階への移転を考えるというのが成功のセオリーなのです。当社のクライアント医院でも1階への移転や増床によって大きく成功した歯科医院が多数あります。

【参考】医療法施行規則　（※下線は筆者）

(昭和23年11月5日厚生省令第50号) 最終改正：平成12年10月20日厚生省令第127号

第一条　医療法第七条第一項 の規定によって病院又は診療所開設の許可を受けようとする者は、次に掲げる事項を記載した申請書を開設地の都道府県知事（診療所又は助産所にあっては、その開設地が保健所を設置する市の区域にある場合においては、当該保健所を設置する市の市長）に提出しなければならない。

一　開設者の住所及び氏名（法人であるときは、その名称及び主たる事務所の所在地）並びに開設者が医師又は歯科医師であるときはその旨（免許証を提示し、又はその写しを添付すること。）

二　名称

三　開設の場所

四　診療を行おうとする科目

五　開設者が医師又は歯科医師以外の者であるときは開設の目的及び維持の方法

六　開設者が医師又は歯科医師であって現に病院若しくは診療所を開設若しくは管理し、又は病院若しくは診療所に勤務するものであるときはその旨

七　開設者が医師又は歯科医師であって、同時に二以上の病院又は診療所を開設しようとするものであるときはその旨

八　医師、歯科医師、薬剤師、看護婦その他の従業者の定員

九　敷地の面積及び平面図

十　敷地周囲の見取図

十一　建物の構造概要及び平面図（各室の用途を示し、精神病室、感染症病室、結核病室又は療養病床に係る病室があるときは、これを明示すること。）

十二　病院については、法第二十一条第一項第二号 から第八号 まで及び第十号 に掲げる施設の有無及び構造設備の概要

十二の二　療養病床を有する病院については、法第二十一条第一項第十一号 に掲げる施設及び第二十一条第一項 に掲げる施設の構造設備の概要

十三　歯科医業を行う病院又は診療所であって、歯科技工室を設けようとするときは、その構造設備の概要

十四　病院又は病室のある診療所については、病床数及び病床の種別ごとの病床数並びに各病室の病床数

十五　開設者が法人であるときは、定款、寄附行為又は条例

十六　開設の予定年月

2 外構からエントランス、外観リニューアルの実際

1 駐車場計画のポイント

　駐車場は郊外立地の場合は不可欠です。台数は、最低でもユニット台数＋1台を確保したいところです。またスタッフ用に近所に借りておく必要があります。駐車場の設計での注意点は、女性が入りやすくすることです。そのために、台数の確保よりも、幅の確保を優先します。例えば、5台とめられても、あえて4台にしてスペースを空け女性が駐車しやすい配慮をするのです。また、自前の駐車場を確保できない場合、近くにパーク24などの時間貸し駐車場があれば、提携することを検討します。1時間分のチケットを交付することで、その駐車場を自院の駐車場として、ホームページなどに掲載していきます。図表2-2-1に最小限必要なスペースを示しました。ラインの引き方は、直線にせずドアの開幅を考慮した長楕円形にしておくと、女性が

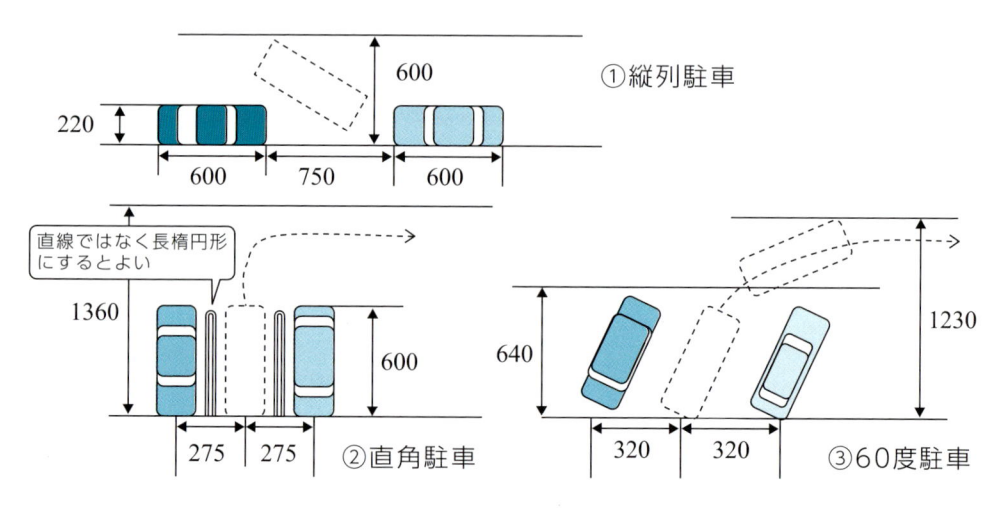

図表2-2-1　駐車スペースの考え方

①縦列駐車
220
600　750　600
600

②直角駐車
直線ではなく長楕円形にするとよい
1360
275　275
600

③60度駐車
640
320　320
1230

筆者作成

停めやすくなります。基本的にはバックで駐車するほうが停めやすくなります。

2　エントランスのポイント

　エントランスは医院の顔です。ポイントは、徹底的に入りやすくすることです。特に、女性が安心して入れる雰囲気を形成する必要があります。そのために、まず徹底的に明るくします。これは照明の工夫や、看板の明かりを利用しても明るくすることができます。明るくすると人が寄ってくるのです。次に、やさしい色使いにします。歯科医院は医療機関ですので、派手な色使いはかえって不信感を与えてしまいます。そして、どこかに一つアクセントを作りこみます。これは通行する人のアイキャッチをするポイントです。看板でも、動画の掲示板でも構いません。1階の医院や、テナントでも廊下に余裕がある医院では、入り口にプランターや観葉植物を置いておきます。やさしい、痛くないイメージを出すことができます。そして、看板と診療案内、表札などはすべて同じデザインで統一感を出します。最後に、エントランスの清掃を徹底します。毎朝、向こう3軒両隣の清掃をしているだけで、次第に好感が近所に広がっていきます。それは歯科医院の評判に対する口コミのベースになります。

事例1

● エントランスを歯科医院らしくしました。
● 観葉植物の置き場所を変え、看板を大きくし、突出しサインを設置しました。

写真2-2-1　リニューアル前

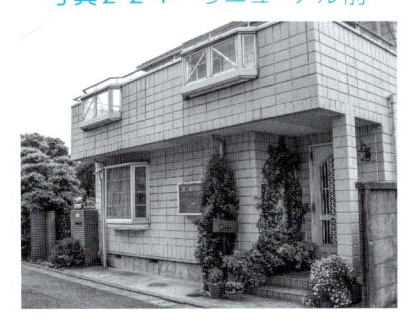

写真2-2-2　リニューアル後

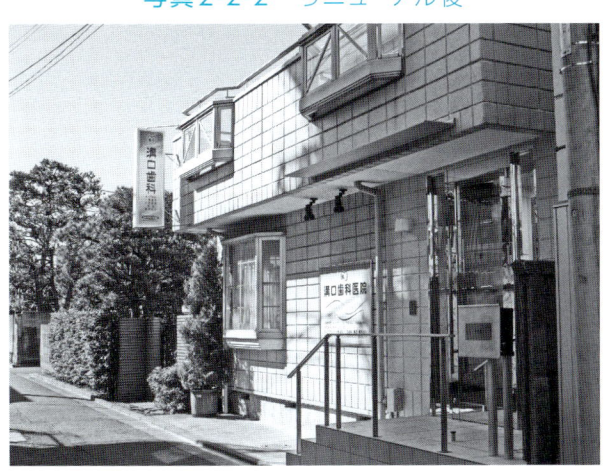

（東京都、溝口歯科医院）

> 事例2

- 看板を増設し、歯科医院を大きくみせるようにしました。奥まっているので、オレンジ系を使って視認性を高めました（風致地区のため色彩規制があり彩度を落としています）。
- プランターを置いて、やさしいイメージを出しました。
- 手前には、大型の袖看板を設置して、視認性を高めました。

写真2-2-3　リニューアル前

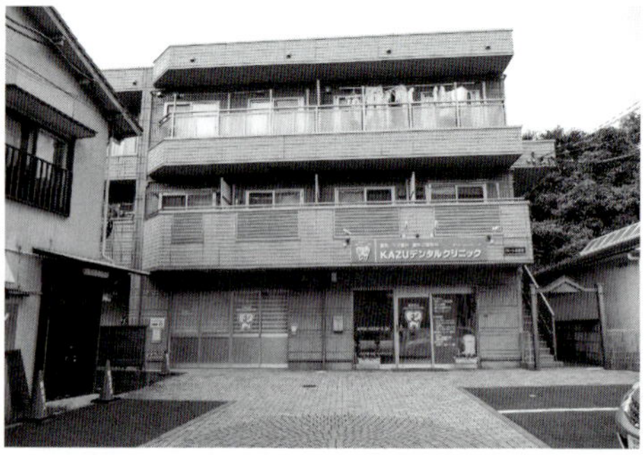

写真2-2-4　リニューアル後

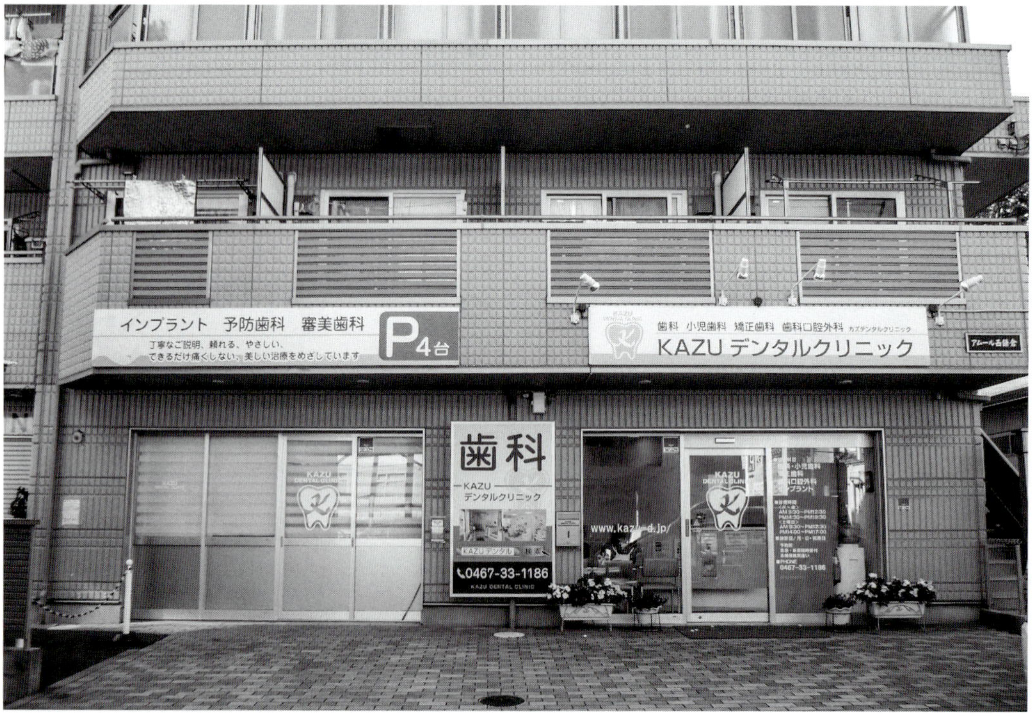

（神奈川県、KAZUデンタルクリニック）

3　看板リニューアルのポイント

　看板のリニューアルを考える場合、近隣の競合する歯科医院の看板を調査し、その配色やサイズと自院のターゲット患者層を考慮して、色使いやデザインを検討する必要があります。また、看板は認知性を高める目的で設置するもので、美しいデザインではなく、何となく気になる目立つデザインにする必要があります。

　また、看板のデザインも、事前に都道府県に相談する必要があります。これは広告規制によって表現に制限があるからです。看板に表記できる内容は、厚生労働省から「医療広告ガイドライン」が出ています。これが都道府県の規制の基準になっています。最悪の場合、看板の撤去だけでなく、開設許可の取消などの行政処分がありますので要注意です。インターネットでもダウンロードできますので、チェックしておく必要があります。例えば、標榜できる診療科目は、歯科、歯科口腔外科、小児歯科、矯正歯科、小児矯正歯科だけです。審美歯科、予防歯科、インプラント歯科などの表現は禁止されています。最近は、院内の写真の掲示やモデル写真の使用なども認められていますが、早めに窓口に相談して、担当者の心象を良くしておくことをお勧めします。

　事例1は、ほとんど看板がない状態であったので、大型の看板を設置して夜間照明つきとしました。視認性が向上し、新患が増加しました。

事例1

写真2-2-5　リニューアル前　　　写真2-2-6　リニューアル後

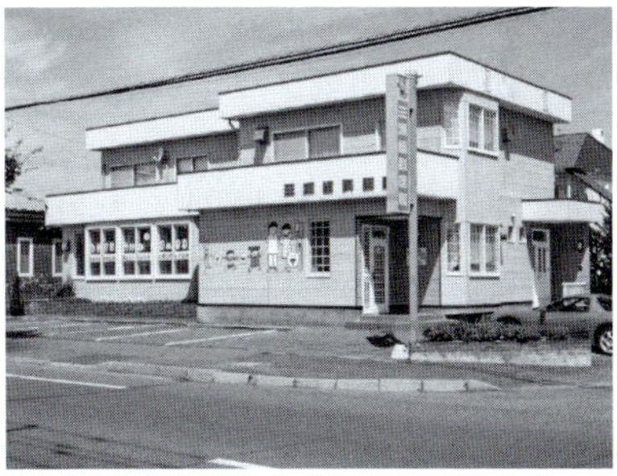

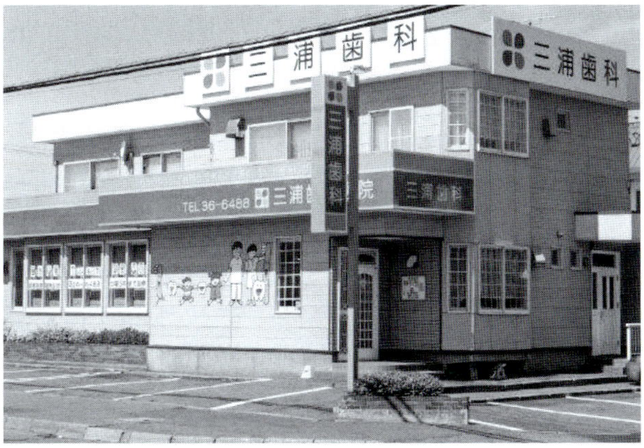

（北海道、三浦歯科医院）

事例2は、目立たない外観であったので、正面にサインを増設し、植立看板の下に歩行者用のサインを増設しました。この医院では戦略的に野立て看板も増設し、新患が増加しました。

事例2

写真2-2-7　リニューアル前　　　　　　　写真2-2-8　リニューアル後

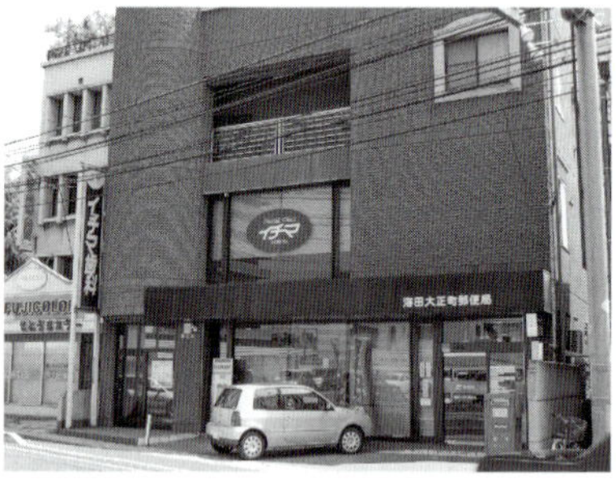

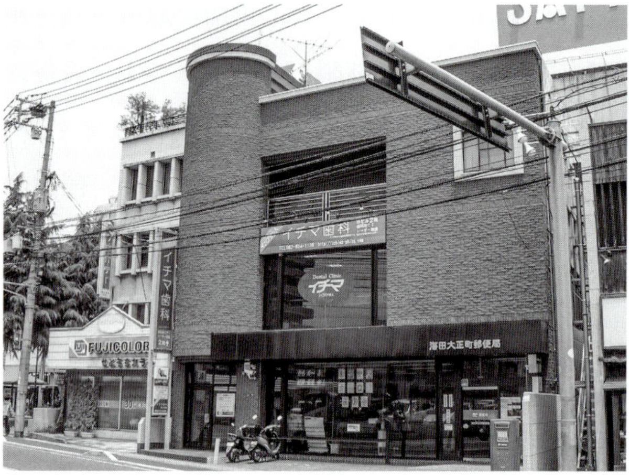

（広島県、イチマ歯科）

4　外観リニューアルのポイント

　医院の外観は患者の視覚に訴えるので重要です。小規模歯科医院では、サイディングを貼り付けたり、吹き付けタイルを施工したりすることで、外観を新しく見せることができます。その際、重要なのは来院患者の年齢層を考えることです。ピンクや黄色のポップな外観にすると、中高年齢層が来院しづらくなってしまったりするからです。

　写真2-2-10は、外壁に新しい軽量のプラスチック素材を張り付けたものです。古い病院のようなイメージだった建物が、近代的な高度歯科センターのような外観に生まれ変わりました。

写真2-2-9　リニューアル前

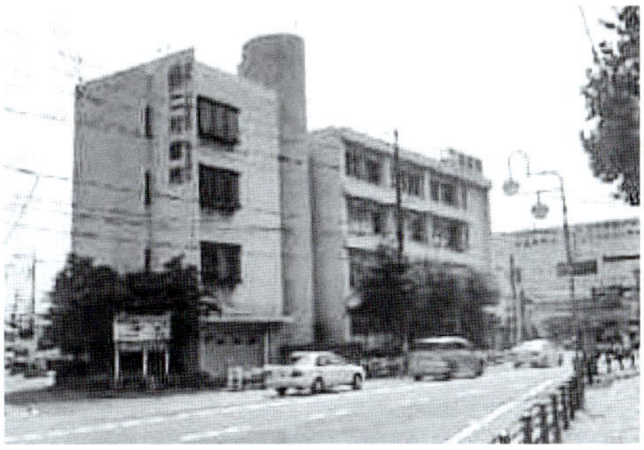

写真2-2-10　リニューアル後

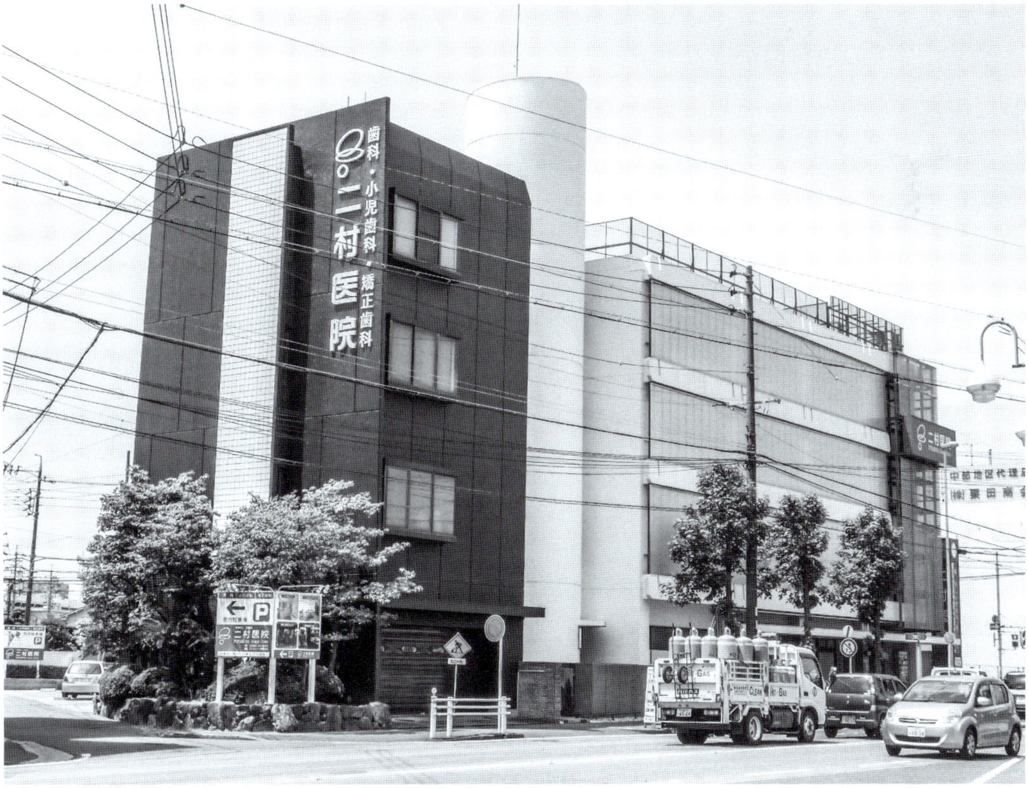

（愛知県、医療法人至誠会二村医院）

3

建物内のリニューアルの実際

1　内装計画のポイント

　インテリアの色彩は小さなサンプルで決定すると実際と違うことが多いので、できるだけ大きなサンプルを見るようにします。また、設計士には必ずパース（完成予想図）を描いてもらいます。壁紙などの実際の色は、光沢や素材、透明感で左右されるので要注意です。

　色彩によるイメージの変化を知っておくと参考になります。
- 暖色系：親しみやすさと安心感のある雰囲気を与えます。
- 寒色系：落ち着きや個性を演出できます。待ち時間を短く感じさせる効果もあります。狭い医院では、寒色系として「色の後退感」を利用し圧迫感を軽減することもできます。

2　照明計画のポイント

（1）照明計画の基本

　まず、照明計画の基本を知っておきましょう。照明は次の3つに分けられます。
①ベース照明：院内の基本的な明るさを得るための照明で、全体照明です。
　主に、シーリングライトなどで光量を確保します。最近はLEDを使用するケースが増えています。
②重点照明：必要な部分を重点的に照明し、院内の雰囲気を作る照明です。LEDを使ったスポットライトも種類が豊富になりました。
③装飾照明：器具や家具などを装飾的にみせ雰囲気やイメージを形成する照明です。
　例えば、アールデコ調のスタンドなどがあります。インテリアに合わせて選定し

ます。

次に、照明の方式には次の3通りがあります。

①直接照明：光源が直接照明する方式です。天井のライトでチェアや床の照度を確保します。
②半間接照明：主に天井方向を照らし、床にはわずかに光があたるような照明です。半透明のガラスやアクリルなどを通過させる方法もあります。
③間接照明：天井や壁を照射した反射光で照明する方法です。ムードを高めることができます。天井を白く明るく照明すると、清潔感を高めることができます。

（2）エントランス、玄関の照明の考え方

エントランスや玄関付近は、照明を他の場所より、一段階から二段階明るくします。特に、玄関回りは、置き看板や吊り下げ看板に明るい内部照明を入れて目立たせます。こうすることで認知効果が最大化されるからです。特に、2階で開業している歯科医院では、階段上の踊り場に明るい内部照明付きの置き看板を設置します。こうすることで2階に歯科医院があることがわかるほか、階段が明るくなり広く感じられ、女性患者も安心して入ることができるようになります。

（3）待合室の照明計画の考え方

待合室で落ち着いた雰囲気を出すには次の方法が効果的です。まず、天井照明はダウンライトにします。節電のためLEDを活用します。次に、白熱灯色のスタンドを部屋の隅に設置するなどして間接照明を工夫します。比較的安価に雰囲気づくりができます。注意点はトイレや洗口コーナーです。ここは待合室よりも明るくしておきます。清潔感を強調でき清掃も行き届くからです。

（4）診察室の照明計画の考え方

診察室の清潔感を強調するには、次の方法が効果的です。チェアのライトがあるので患者の口腔内は明るいため、診察室の照明は主に作業の安全性と清潔感の確保を目的とします。

①天井は蛍光灯の直接照明ではなく半間接照明とします。これはチェアの上にほこりが落下するのを軽減することもできます。

②間接照明（白色蛍光灯）を保管庫などの上に設置し天井を照らします。天井が白く輝き清潔感が増すので、天井を張り替えない場合でも、新しくなったイメージを出すことができます。

③ダウンライトやスポットライトで暗がりをなくします。天井の隅などが暗いと、それだけで陰鬱な雰囲気になってしまいます。逆に明るく照らすことで、広がりと安心感が出てきます。

④カウンセリングコーナーには白熱灯色の照明を設置し、落ち着いた雰囲気とします。そうすることで、他の人に聞かれていないという安心感が生じ、不安な気持ちやトラウマ体験を話しやすくなります。

3 待合室リニューアルのポイント

(1) インテリアの色を少なくしてすっきり見せる

古い歯科医院では、ドアや桟などを茶色に塗るなど、色分けするのが流行でした。しかし、モノが増えてくると、どうしてもごちゃごちゃした印象を与えます。そこで、色をできれば2色程度に抑えます。ドア、家具、受付カウンターの色を壁色に合わせるとかなりすっきりして見えます。

写真2-3-1

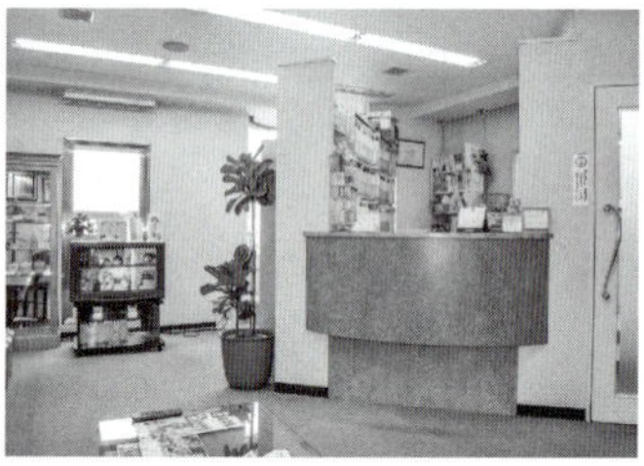

写真2-3-2

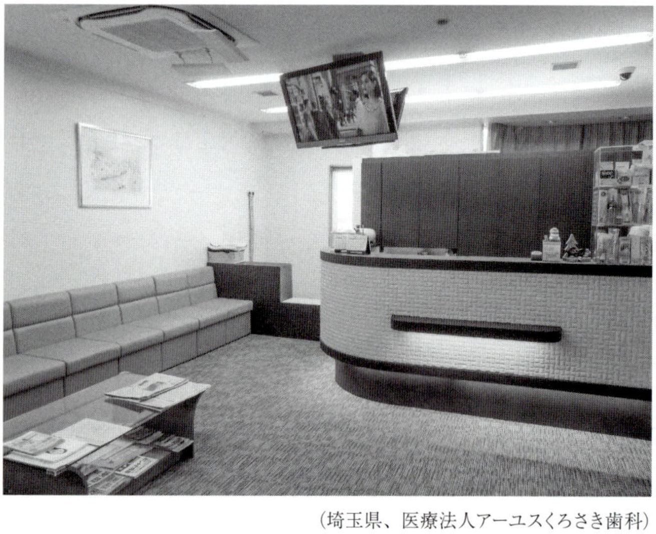

（埼玉県、医療法人アーユスくろさき歯科）

コラム

季節の飾りつけを工夫しよう

　季節の移り変わりを飾りつけで表現しましょう。昔から日本家屋には床の間があり、掛け軸を季節によって変えて楽しんできました。待合室に季節感のある飾りつけがあれば、患者さんにも楽しんでいただけます。

　東京ディズニーシーでは、2009（平成21）年に初めてハロウィンの飾りつけをしたところ、入場者数が大幅に増えたそうです。かぼちゃのお化けはユーモラスで、歯科医院でも患者さんの緊張を和らげてくれるでしょう。ディズニーランドでは11月になると、クリスマスの飾りつけになります。美容院やレストランでも、店内に季節を感じさせる小さな飾りつけをするお店が多いようです。エントランスにミニガーデニングを設置してイルミネーションを飾りつけたり、ドアにクリスマスリースを飾ったり、ポインセチアの鉢を並べるなど、季節感のある演出をしています。昼間はガーデニングやポインセチアで心がやすらぎ、夜はイルミネーションでロマンチックな雰囲気を出せるので「いつか入ってみたい」と感じてもらえるからです。これは歯科医院でも応用できます。

　クリスマスの次はお正月、そして2月は節分の豆まき、3月はひな祭りと続きます。4月はお花見や入学シーズンです。5月は子どもの日、6月は歯の衛生週間、7月は七夕と海開き、8月は夏休みです。9月は敬老の日、そして10月はハロウィンで、1年が巡ってきます。毎月ではなく、春夏秋冬の四季に合わせた飾りつけでもよいでしょう。いろいろな飾りつけが可能です。毎月飾りつけを変える場合の一例をご紹介します。

月	飾りつけの内容	月	飾りつけの内容
1月	鏡餅、門松、獅子舞	7月	小さな七夕の飾り
2月	雪だるま、鬼のお面	8月	うちわ、風鈴
3月	ひな人形	9月	萩の花
4月	桜の花	10月	カボチャの飾り（ハロウィン）
5月	鯉のぼり	11月	紅葉
6月	あじさいの花	12月	クリスマスの飾り

　100円ショップでも小さな飾りつけを販売しています。ただし、あまり安っぽくならないように注意しましょう。歯科医院を好きで訪れる初心患者はまずいないでしょう。痛みや恐怖心、不快感と闘いながら来院されます。少しでも気持ちよく入っていただけるように、そして安心感を得られるように工夫することは患者さんの心理的なケアにも有益です。スタッフミーティングなどで話し合って、オリジナルの飾りつけを工夫してみてください。

写真2-3-3　キッズコーナーの例

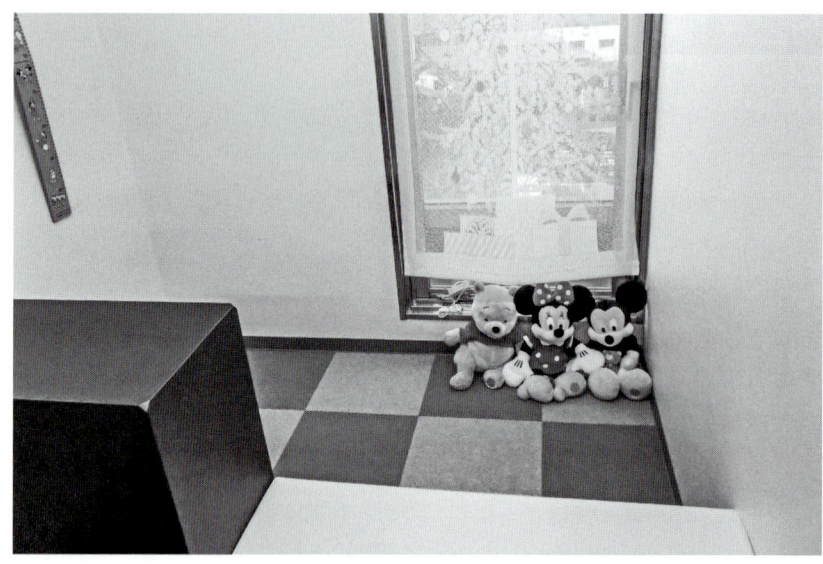

(埼玉県
医療法人アーユス
くろさき歯科)

写真2-3-4　キッズコーナーにDVDを設置した例

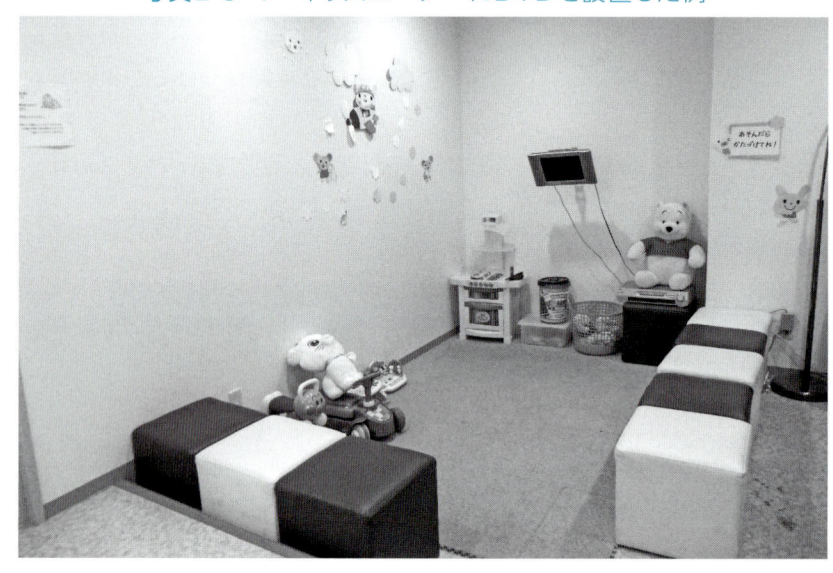

(神奈川県
医療法人未来会
アツギトレリス歯科)

(2) 住宅街ではキッズコーナーを設置する

　住宅街では来院患者の6割以上が女性患者になります。そのとき、小さなお子様を連れてくる患者さんの利便性をどう高めるかで、口コミの広がりなど集患に影響が出てきます。小さくても子どもがハイハイできるようなキッズコーナーがあれば母親は治療中に安心して子どもを預けることができます。また、おもちゃや絵本、アニメのDVDを置いておけば、待ち時間も子どもを抱いたり、あやしたりすることなく過ご

すことができます。

また、筆者のクライアント医院でも大型歯科医院では保育士を常駐させ、治療中の託児を行っています。安心感があるので小さなお子様連れの女性が集まります。ただし、託児規定を作るなどしてルールを明確にするほか、万一の事故の場合の対応を取り決めておく必要があります。

写真2-3-5
スリッパラックのあるエントランス

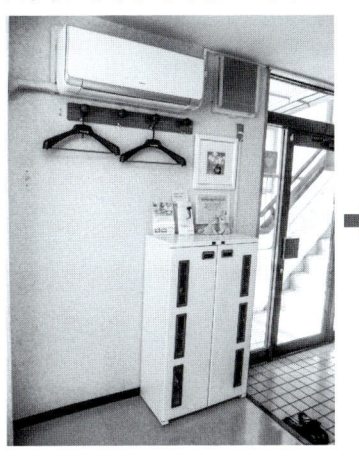

写真2-3-6
土足化してスリッパラックを撤去、ソファを設置

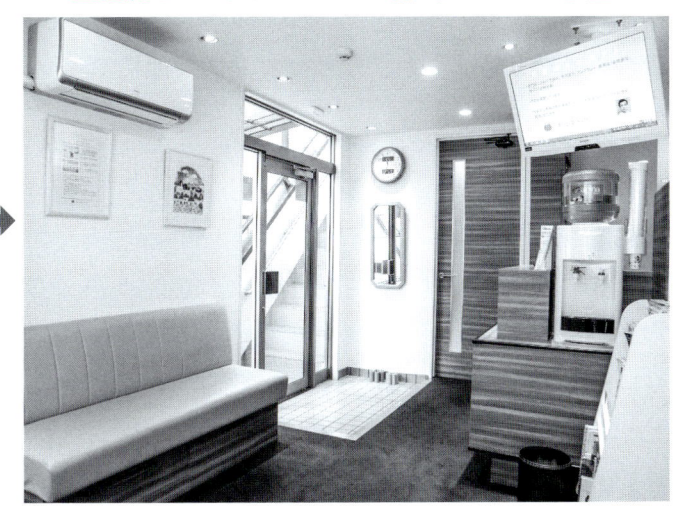

（東京都、東山歯科医院）

写真2-3-7　リニューアル前

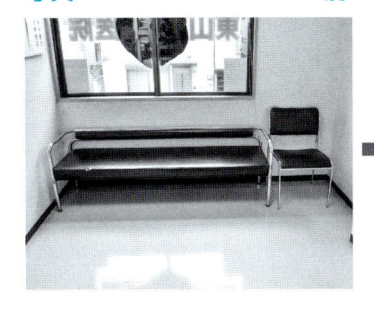

写真2-3-8　小さなキッズスペースができた

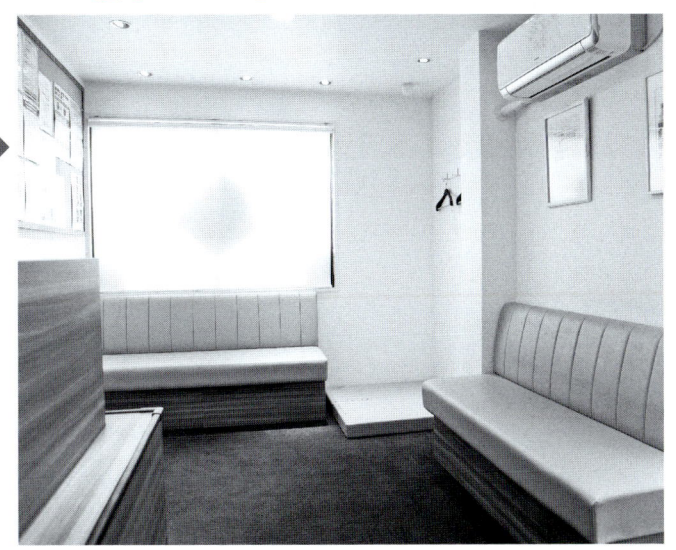

（東京都、東山歯科医院）

3 ... 建物内のリニューアルの実際　65

（3）待合室をタイルカーペットにして院内を土足化する

　院内を土足化すると、スリッパラックが不要になりエントランスに余裕が生まれます。写真2-3-8の歯科医院では、スリッパラックが不要になり、ソファを増設することができました。

　待合室をタイルカーペットにして、玄関に吸着マットを設置すれば診察室はあまり汚れません。これは待合室のタイルカーペットで患者さんの靴底の泥や砂が落ちてしまうからです。このカーペットはサイクロン式掃除機で掃除します。また、診察室の床は長尺シートかPタイルなど比較的安価な素材で十分です。年に2～3回ワックス掛けを必要としますが、サイクロン式掃除機で掃除したあとモップがけをしておけば、あまり汚れません。

　待合室にタイルカーペットを施工して土足化し、スリッパラックがなくなったため、ソファを増設でき、小さなキッズスペースも設置することができました。

　写真2-3-10は、待合室を「海のリゾート」のイメージでデザインし、砂浜に見立てたタイルカーペットを敷き詰めて土足化しました。海水の水槽を設置し、BGMでもリゾートのイメージを醸し出しています。

写真2-3-9　リニューアル前

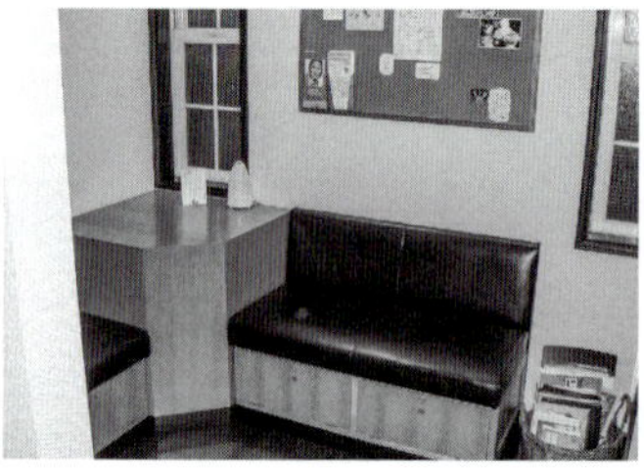

写真2-3-10　リニューアル後

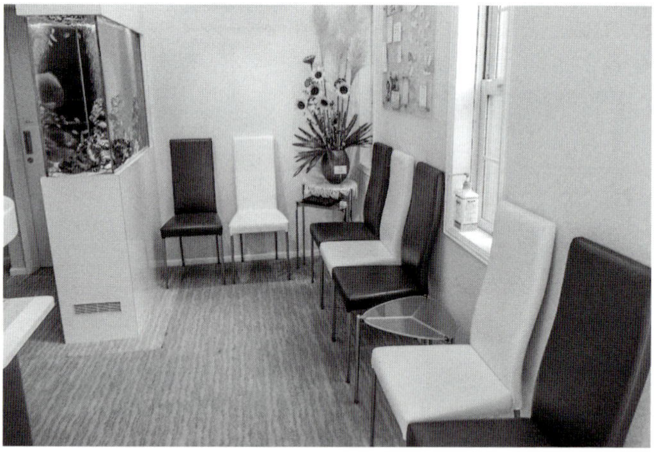

(東京都、溝口歯科医院)

（4）ソファは一人掛けにする

　待合室の居住性の低さが患者さんの立ち去り要因になっているとのデータもあり、待合室のソファは重要です。まず、混雑しているときでも立って待つ人が出ないよう

に配慮する必要があります。待合室のソファの数はユニットの台数＋会計待ちの人数分が必要です。基本的にチェア台数の2倍あれば十分です。10年ほど前は、写真2-3-11のように大人数がかけられるソファ型が多かったのですが、居住性に問題があり、できれば写真2-3-12のように一人がけのチェアにすることをお勧めします。

写真2-3-11　リニューアル前

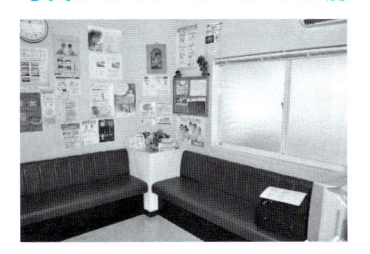

写真2-3-12　リニューアル後

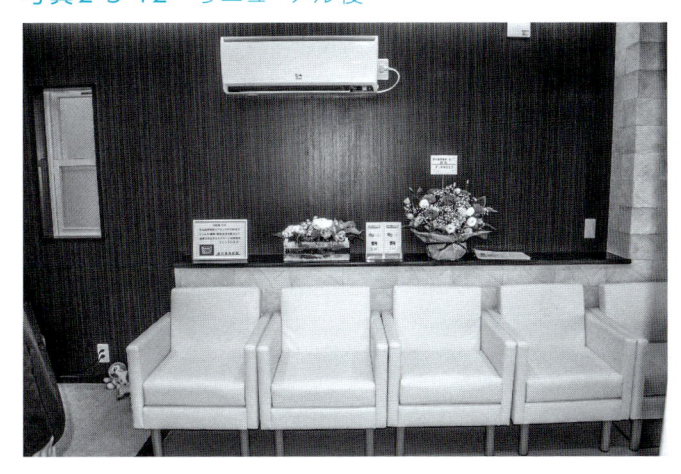

写真2-3-13　リニューアル後

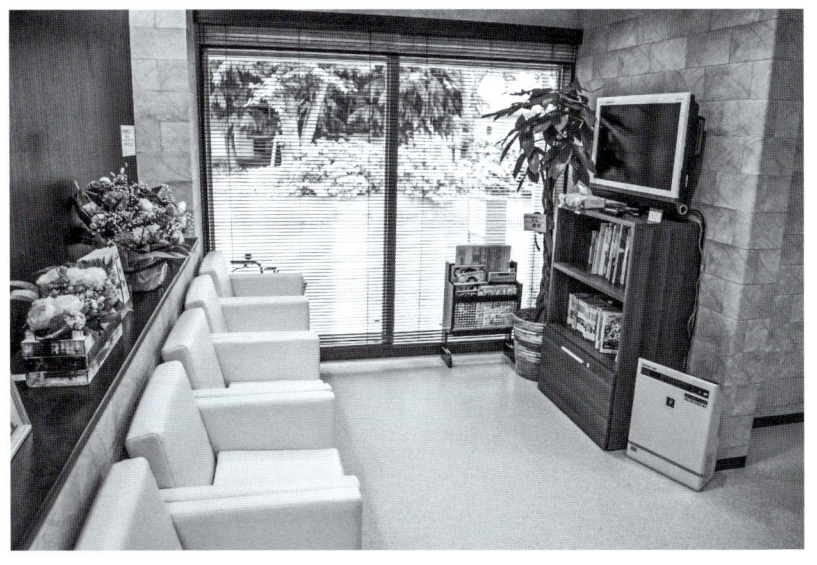

（滋賀県、前川歯科医院）

コラム

待合室で立って待つ患者をなくそう

○○歯科医院では、次の図のように、待合室の椅子の数は10人分あります。チェアは5台なので、会計待ちを入れても十分余るはずなのに、混雑時にはなぜか立っている患者さんが出てしまいます。どうすればよいでしょうか。

こんな場合は、図面をチェックシートにして、どこに患者さんが座るかをチェックしていきます。例えば、右のようなチェックシートを作るのです。

すると、このように10人分の椅子があっても、実際に使われているのはほぼ7人分でした。なかには、誰も座らない椅子があることに気づきました。全体ミーティングで話し合い、3人掛けソファは、真ん中が使われないので、1人がけの椅子に買い替えていただくことになりました。また、テレビの横の椅子は他の患者さんの視線が集まるので座りづらいことがわかりましたので、テレビは奥の壁に掛けるようにしました。その結果、すべての椅子に患者さんが座っていただけるようになり、立って待つ患者さんはいなくなりました。チェックシートは、このように図面を使って問題が起きている位置を特定することもできるのです。ぜひ、リニューアルの際は使ってみましょう。

改善前

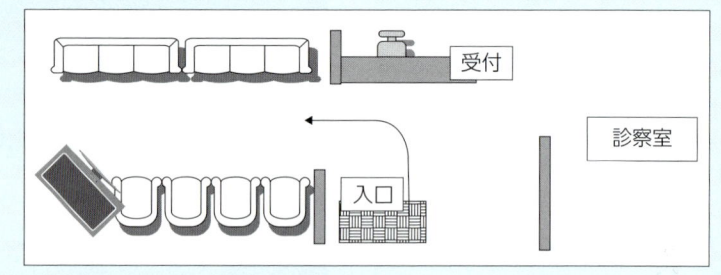

チェックシート

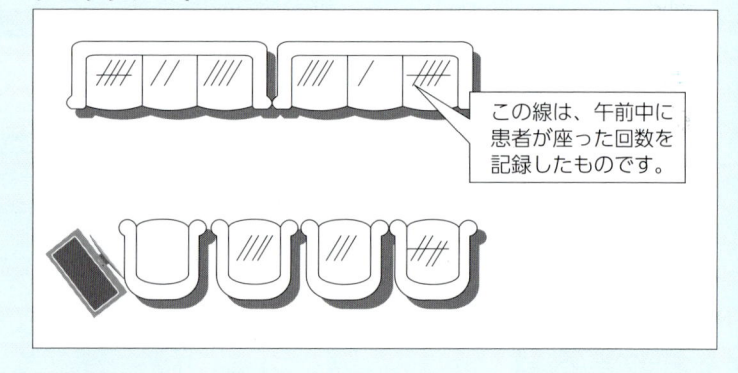

この線は、午前中に患者が座った回数を記録したものです。

改善後

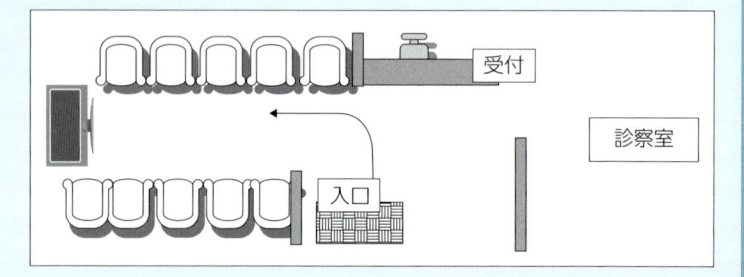

4　診察室リニューアルのポイント

（1）カウンセリングコーナーを設置する

　カウンセリングコーナーを設置します。初診カウンセリングや自費治療の契約内容や支払い条件などの説明をほかの患者に聞かれない環境で行うためです。狭くても構いません。むしろ、狭いほうが患者との信頼関係を構築しやすくなります。カウンセリングコーナーでは、できるだけカウンセラーと患者が横に並ぶ位置で設計します。向かい合うよりも信頼関係が構築しやすいからです。チェアサイドと異なり、落ち着いた環境で相談できるので、自費になるケースも多くなります。また、時間のかかる相談や説明を診療用ユニットを使わずにできるので、患者の回転もよくなります。ただし、女性スタッフにカウンセリングをしてもらうケースが増えるので、トラブルに備えた対策もしましょう。

写真2-3-14　カウセリングコーナー

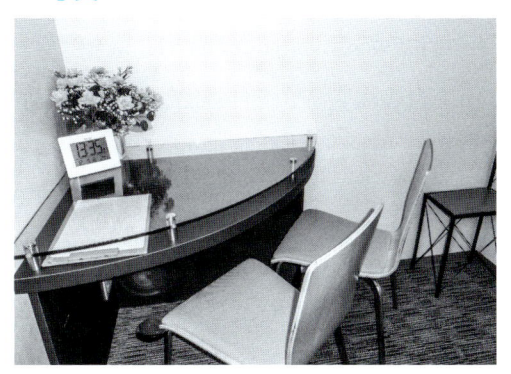

（埼玉県、医療法人アーユスくろさき歯科）

（2）院内配置計画のポイント

　診察室の配置計画においては、ユニット数はできれば3台以上にします。これは、予防管理によって患者を維持することが歯科医院の成功の秘訣だからです。できれば開業時から予防管理用1台、診療用2台を確保することをお勧めします。そして、リニューアルの場合は、2台の歯科医院は1台あたりの間隔を狭くしても、3台にすることを強くお勧めします。最適な台数は、筆者は6台だと考えています。定期予防用のチェアと診療用のチェアの配分は次のように考えています。

> チェアと診療用のチェアの配分イメージ
> 3台の場合：予防管理1台、診療用2台（医師1人体制）
> 4台の場合：予防管理1台、診療用3台（医師1～2人体制）
> 5台の場合：予防管理2台、診療用3台（医師2人体制）
> 6台の場合：予防管理2台、診療用4台（医師2人体制）
> 7台の場合：予防管理2台、診療用4台、急患・SP用1台（医師2人体制）

　ユニットはできるだけ個室的に配置して患者のプライバシー確保と感染予防に配慮する必要があります。

　さらに、医師やスタッフの動線と患者の動線が交差しないように配慮するほか、消毒室や技工室などのバックヤードを患者に見せないように配置します。また、筆者はチェアの配置においては、できるだけ窓から外が見えるようにしています。これは解放感が得られるので、恐怖感が和らぐためです。

　インテリアデザインとしては、ユニットを含め、色彩の種類を少なくし、基調とする色彩は待合室とコーディネイトします。さらに、スタッフのユニフォームも内装カラーとのコーディネイトを考えます。

　ユニットを設置する際の配置スペースの基準は、1台あたり2,100mmが標準です。部屋が狭い場合でも、2,000mmは確保したいところです。これはスタッフがスピットン側でバキュームにつくことを想定しているからです。予防用の場合はスタッフがス

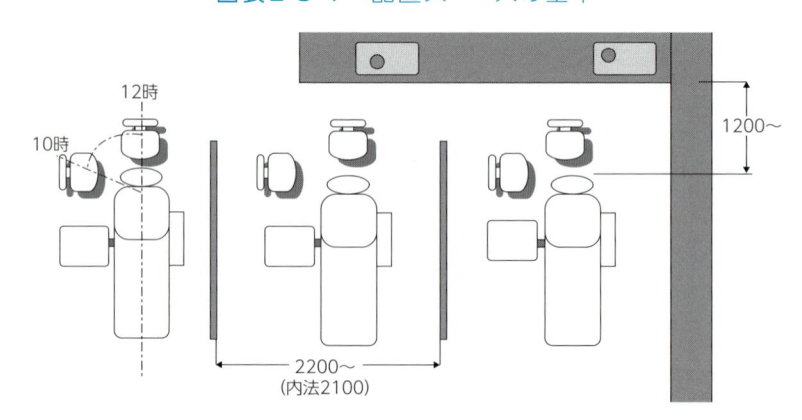

図表2-3-1　配置スペースの基準

出典：永山正人著『歯科医院経営のすべて』シエン社

ピットン側に入り込まないので、1,900㎜でも大丈夫です。また、ユニットのヘッドレストとキャビネットの間はスタッフの通行のために、1,200㎜を確保しておく必要があります。

(3) プライバシー確保のために間仕切りを設置する

最近は患者の感染予防に対する関心が高まっており、タービンの飛沫に対する警戒感を持っています。さらに、近所の人や会社の同僚に見られたくないなど、プライバシーの要望が高くなっています。このため、間仕切りは絶対に必要です。このとき、個室にするか、間仕切りを設置した個室的な配置にするかの選択が求められます。それぞれの長所と短所を整理すると、図表2-3-2のようになります。

(4) 間仕切りの実例

最近は、患者のプライバシーの確保が重要になってきています。このため、個室にしないまでも、視線を遮るためのスクリーンの設置が必要です。既製品のスクリーンを設置するだけでもイメージが変わります。高さは1,400㎜あれば十分視線を遮ることができます。

写真2-3-16、写真2-3-17の医院では、ガラスの間仕切りを設置しました。プライ

図表2-3-2　個室と個室的配置の長所と短所

	個室	個室的配置
長所	①患者のプライバシーが完全に守れる。会話も聞こえない。 ②感染予防も完璧である。 ③落ち着いた雰囲気で診療できる。 ④高級感の演出が可能で自費診療を増やしやすい。 ⑤ホームページなどで「個室」をアピールでき差別化できる。	①患者のプライバシーは守れる。 ②感染予防も間仕切りの高さによって可能である。 ③院内の全体を見渡せ、スタッフの配置状況がわかる。 ④スペースを有効に活用できる。 ⑤医師やスタッフの動線がよい。
短所	①広いスペースが必要になる（個室的配置より1台少なくなる）。 ②院内が見渡せず、スタッフの所在がわかりにくい。 ③スタッフの動線が悪くなる。	①会話が隣の患者に聞こえる。 ②高級感は出しにくい。 ③動線によって他の患者に顔を見られる可能性がある。

出所：筆者著『歯科コンサルティングマニュアル』より転載

バシーを確保しながら解放感があり、院内を明るく保つことができます。間仕切りは天井から吊下げており、チェアを倒すときは引き出して使用し、チェアを起こした導入時には、収納して患者の動線を広くとれるように工夫しています。

　写真2-3-16は間仕切りを引き出したところです。写真2-3-17は間仕切りを収納したところです。

写真2-3-15　間仕切りを利用した個室的空間

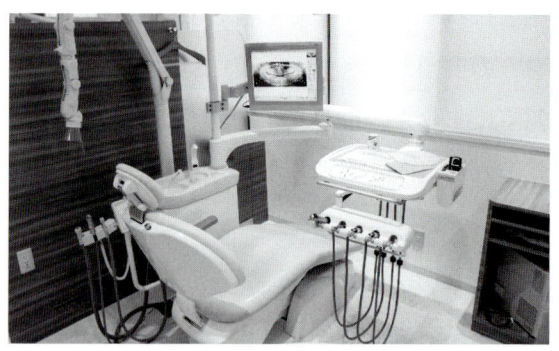

（東京都、東山歯科医院）

写真2-3-16
間仕切りを引き出した例

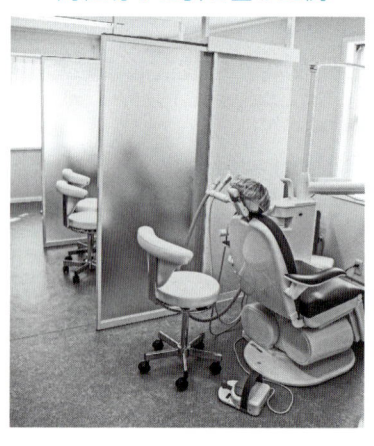

写真2-3-17
間仕切りを収納した例

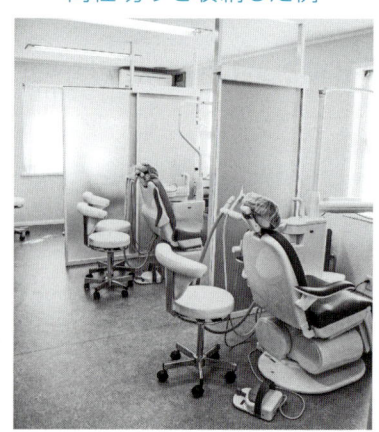

（東京都
溝口歯科医院）

（5）外科処置室（オペ室）を作る

　インプラントを行う歯科医院では、リニューアルに合わせて個室の外科処置室（オペ室）を設置することをお勧めします。これは、オペ室があれば手術中でも他のユニットで歯科衛生士の予防処置程度の診療ができるからです。外科手術室がなければ、すべてのチェアのアポイントを切ってドレーピングをする必要があり機会損失が大きくなりま

す。外科処置室があると患者の医院の設備に対する信頼感も高くなります。空気清浄機や専用の空調を設置しておくと、サイナスリフトなどの外科処置の予後が良くなることが知られています。

　また、必ずしも完全個室でなくても、「特診室」などと表示しておき、抜歯などの観血処置を行う場所を決めておいたり、自費治療をその診療室で行うことで、患者の信頼感や満足度を向上させることができます。ただし、個室を設置する場合はある程度の面積が必要になるため設置できるチェア台数が減少するので、面積と患者数、配置計画と必要なチェア台数を検討する必要があります。

写真 2-3-18
外科処置室として個室を設置した例

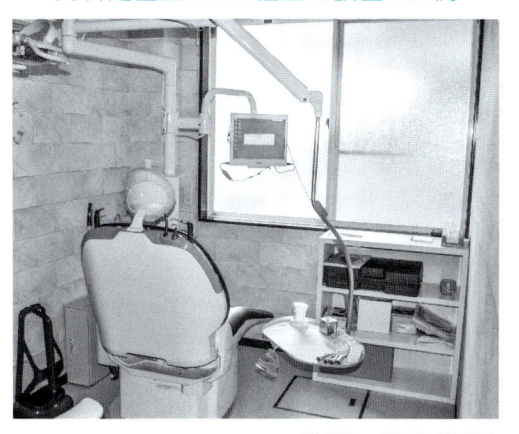

（滋賀県、前川歯科医院）

写真 2-3-19
インプラント手術室

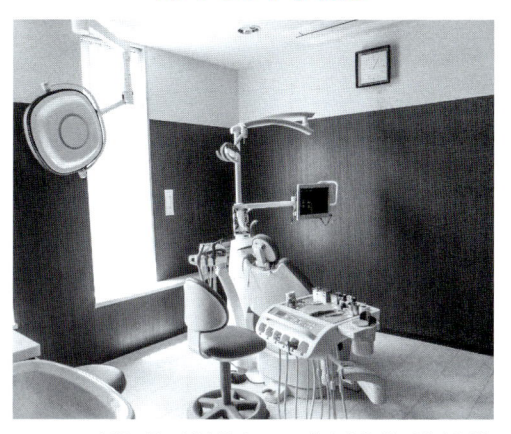

（愛知県、医療法人スワン会白鳥歯科・矯正歯科）

（6）予防専用の診療スペースを設置する

　予防型歯科医院では、タービン音の聞こえない落ち着ける空間にすると再受診率が高くなることが経験上わかってきました。これは、恐怖感がなくなり、ケアに来ているという充実感が得られる、グリーン車などと同じく多少の優越感が感じられるなどの理由が考えられます。

　予防専用の診療スペースを作れるのは院内スペースに余裕がある大型歯科医院に限られると考えがちですが、チェア6台のうち2台を個室の予防室にする例などもあります。基本的に、予防室にはデザインのよい予防用ユニットを設置したほうが、雰囲気を出しやすくなります。

　予防室の設置条件は次のとおりです。一般的に限られた診療スペースを割くので、狭

くなりがちです。また、平面配置ではできるだけ患者さんに好奇心を持たせながらプライバシーに配慮する必要があります。さらに、診察室とはコンセプトを区別して、落ち着いて時間を過ごせるようなデザインが重要になります。

①サイズ：予防室は基本的に担当歯科衛生士が一人で患者のケアをするので、通常の診療室より幅を狭くすることができます。1,900mm～2,000mmあれば十分です。

②工事費：予防用のチェアの売上は1台あたり月額70～80万円程度ですので、あまり高価な内装やユニットを入れると回収できなくなります。できるだけローコストで見栄えのよくなる設計が重要です。

③チェアの選定：ほとんどのメーカーで予防用のチェアを制作しています。基本的に非力な女性の歯科衛生士が2ハンドで使いますので、12時の位置での器具の取り回しのしやすさが重要です。デザイン性と使い勝手の良さは両立が難しいので、スタッフの意見を聞きながら選定する必要があります。留意点があります。デザイン優先で、寝かせた状態から患者さんを立たせてスピットンまで歩かせるチェアがありますが、予防の患者は中高年の女性患者が多く、貧血による立ちくらみなどの危険があります。思わぬ事故を起こす可能性があり、立たずにスピットンを使えるチェアのほうが安全です。また、高齢患者には足折れ式のチェアのほうが座りやすく、座面の傾斜部からの滑落事故も防止でき、安全です。さらに右側にスピットンを配置した予防用チェアは使い勝手がよくないので留意が必要です。

④プライバシーの確保：患者さんは落ち着いた環境でのケアをされると、長く通院してくれます。そのためには隣の患者さんから顔が見えないことが重要です。必ずし

写真2-3-20
予防専用の待合室　椅子にはマッサージ機能がついている

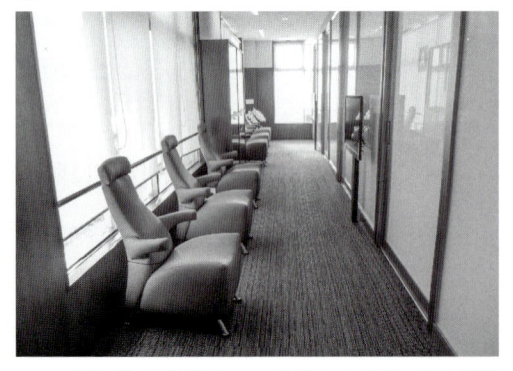

（愛知県、医療法人スワン会港スワン歯科・矯正歯科）

写真2-3-21
マッサージ機能付の予防用チェアを設置している医院

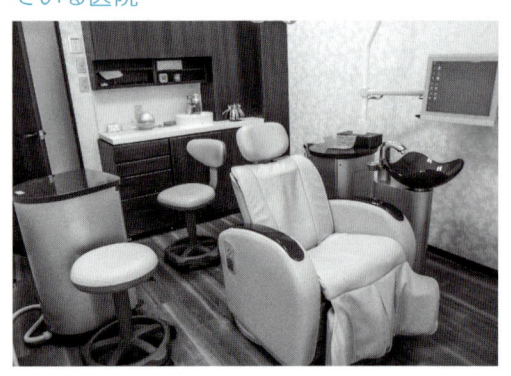

（愛知県、医療法人スワン会港スワン歯科・矯正歯科）

も個室にする必要はありませんが、顔が見えない間仕切りは不可欠です。
⑤待合室も別に：歯科治療に通院する患者さんは多少の劣等感を持っています。予防の患者さんには治療に来院しているのではないという優越感を与えるのがポイントです。スペースに余裕があれば予防歯科と診療とは待合室を分けることも検討に値します。

5　バックヤードのリニューアルのポイント

バックヤードは15年程度経過すると、どんなにきれいに清掃していても物が増えすぎていて雑然とした印象になります。しかも簡単にスペースを増やすわけにいかないのが現実です。リニューアルでチェアを増設したり、待合室を広げたりするとさらに余裕がなくなってしまいます。

リニューアルにおいて考慮すべき歯科医院の感染予防対策機器は次のとおりです。開業当初から消毒室や技工室はスペースに余裕を持たせておく必要があります。

（1）リニューアルにおいて考慮すべき歯科医院の感染予防対策機器

❶DACユニバーサル

タービンを全自動で洗浄、滅菌、注油装置するオートクレーブです。滅菌に12分、冷却に15分かかります。このため、タービン類を最低6本買い足さなければなりません。本体が140万円、タービン類が1本約10万円として60万円、合計200万円の費用がかかり、さらに1本あたり4.5円のランニングコストがかかります。

写真2-3-22 DACユニバーサル

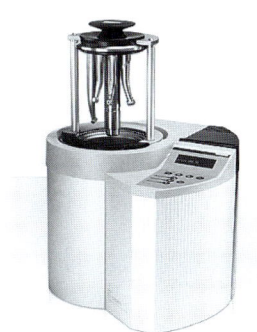

写真提供：シロナ社

ところで、この費用は高いでしょうか。

まず、スタッフのタービンやコントラを洗浄給油する時間が節約できます。さらに、院内掲示などでタービンの滅菌をしている医院が少ないことを伝えると、患者さんは他の歯科医院に転院しなくなります。中断患者や転院する患者が減少し、口コミが増える可能性があります。ある意味で広告宣伝費と考えることができるのです。

❷ウオッシャーディスインフェクター

写真2-3-23
ウオッシャーディスインフェクター

　医療器材の【洗浄→すすぎ→消毒→乾燥】の一連の工程を自動的に行う熱水消毒機です。鋼製小物等の消毒に適しています。急速ドライ機能つきで、ポンプで加圧された洗浄水をプロペラに送り、その水圧でプロペラが回転し、先端から勢いよく出る洗浄水で洗浄しながら熱水消毒をします。その後、熱風を吹き付け、器具を短時間で乾燥させます。

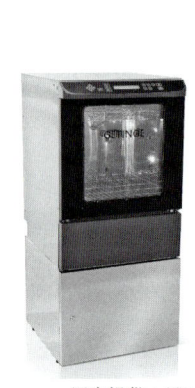

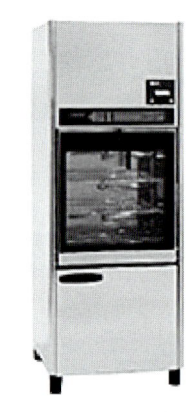

写真提供：ゲティンゲ・ジャパン株式会社

　ウオッシャーディスインフェクターによる80℃・10分間またはそれ以上の処理は「高水準消毒」とされており、感染リスクがかなり低下します。ただし、滅菌処理は後工程として必要になります。

　ウオッシャーディスインフェクターの長所は、汚染器材を手に触れることなく洗浄・消毒処理できることです。医療従事者の感染防止に有効です。金属製の器材、プラスチック類、チューブ類など幅広い器材を洗浄・消毒でき、一度に多くの器材がセットできて全自動なので医療従事者の負担軽減につながります。

　ウオッシャーディスインフェクターの短所は、非耐熱性の器材に使用できないことです。また、内腔のあるものは洗浄困難な場合があり、たくさん入れ過ぎて重なり合ったりするとその部分が洗浄不良になります。

❸クラスBオートクレーブ

写真2-3-24　リサ

　厳しいヨーロッパ基準（EN13060）を満たす機器です。オートクレーブは高温高圧で滅菌しますが、中が中空の器具は中空の部分に空気の気泡が入りこむとその部分が滅菌できなくなります。クラスBのオートクレーブは、真空と蒸気の注入を交互に繰り返して、中空の器具の内部

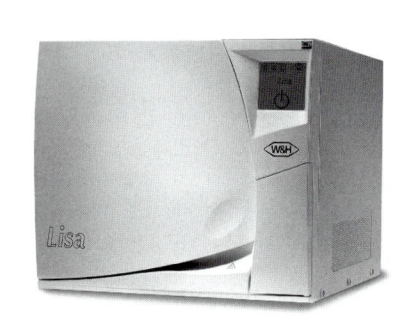

写真提供：白水貿易株式会社

や多孔体の内部に残留した空気や気泡を完全に抜き蒸気を行き渡らせます。加圧しながら最終的に2.16気圧下/135℃で滅菌します。滅菌時間はプログラムにより4～18分、1.16気圧下/121℃では20分間で滅菌できます。真空と清浄空気の注入を交互

に繰り返すことで水の沸点が下がるので、低い温度で被滅菌物内部の蒸気を蒸発させ乾燥させることができます。乾燥温度が約80℃と低温のため、タービンなどの器具も傷めずに滅菌できます。

（2）保管庫などのローコストなリニューアル対策

保管庫やカボードなどの家具を交換しようとすると高額の費用がかかります。予算に余裕がない場合は、既存の家具にダイノックシートを貼ることでイメージを変えます。写真2-3-26のように、新しい家具のようになります。

スペースに余裕がない場合でも、チェアの後ろに余裕があれば、写真2-3-28のように壁に消毒用の家具を設置することができます。サイズにもよりますが、かなりの収容力があります。また、スタッフ動線を短くすることもできます。

写真2-3-29は医療法人スワン会の本院の消毒室です。ウオッシャーディスインフェクターやクラスBオートクレーブが滅菌消毒作業の動線に沿って設置されています。リニューアルにあたってはこのようにスタッフの動線を考慮し、不潔物と清潔物の動線が交差しないように配置する必要があります。

写真2-3-25　リニューアル前　　写真2-3-26　リニューアル後

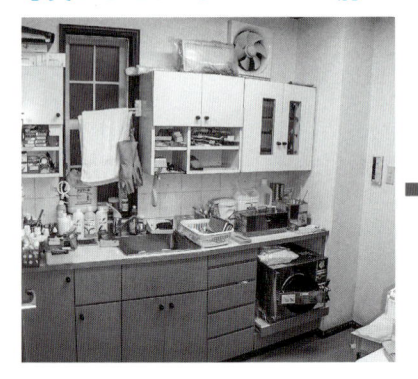

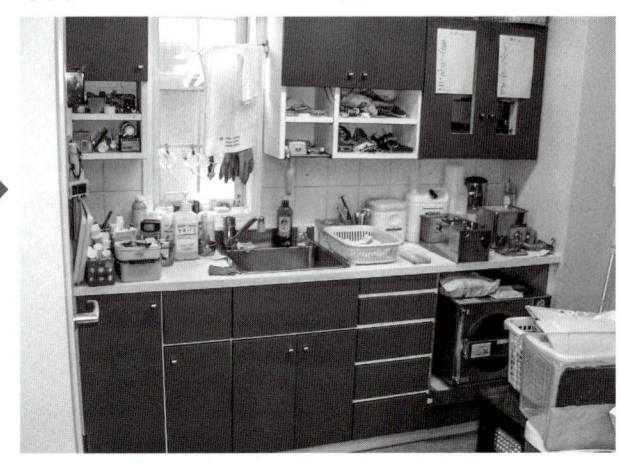

（東京都、溝口歯科医院）

写真2-3-27　リニューアル前　　写真2-3-28　リニューアル後

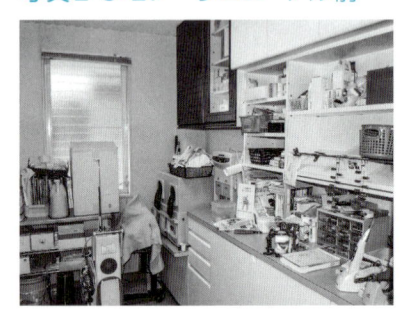

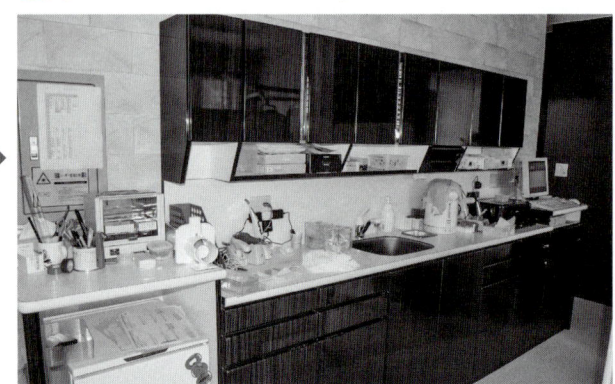

（滋賀県、前川歯科医院）

写真2-3-29　リニューアル後

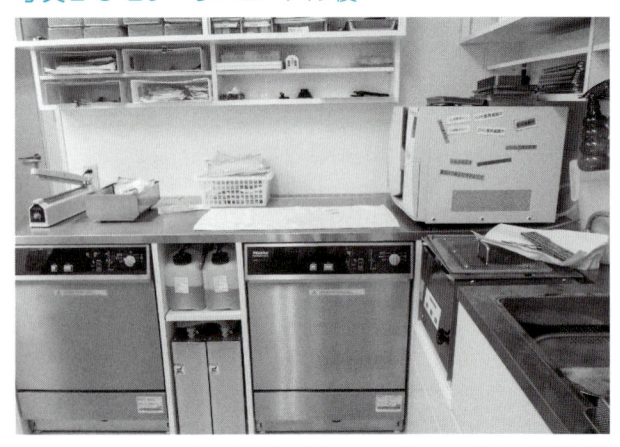

（愛知県、医療法人スワン会港スワン歯科・矯正歯科）

コラム

針刺し事故を防止しよう

　貴院では次のような事故が起きていませんか。探針が消毒槽に入っていて見えずに指を刺してしまった、注射針にリキャップをするときに誤って指を刺してしまった、歩いているときに超音波スケーラーの先が足に刺さった、超音波スケーラーを分解しようとして手を刺してしまった……。歯科医院では日常的に針刺し事故が起きているのです。

　歯科医院ではあまり採血をしませんが、最も感染リスクが高いのは採血針です。採血をした注射器の針は中に患者さんの血液が入っており、感染源を体内に打ち込んでしまうからです。歯科医院で使う浸麻針は薬液を吹き出すシリンジなので、感染源は注射針の外側に付着している患者さんの体液だけですが、感染リスクがないとはいえません。針刺しによる感染リスクは、患者さんの血液が目に付着した場合などと比べて格段に高く、B型肝炎（HBV）、C型肝炎（HCV）、エイズ（HIV）等に感染するリスクがあります。これらは慢性化して健康な生活を阻害したり、劇症化して死に至ることもあります。感染リスクは、HBV 30％、HCV 3％、HIV 0.3％とされています。肝炎やHIVを事前に申告してくれる患者さんは20％に満たないのです。

　針刺し事故の防止は、院内感染防止対策として特に重点的に取り組む必要があります。しかし現実には、慣れや面倒だと感じるなどして事故が発生しがちです。針刺し事故を防止するのは最終的にはそれを使うスタッフの皆さんです。次の「6つの針対策」をポスターにして、消毒コーナーなどに掲示しておきましょう。

「6つの針対策」

1. **針を持って歩かない**：研修医が廃棄容器に捨てようと針を持って歩いていてスタッフにぶつかり、針刺し事故がおきた歯科医院があります。危険な針を持って歩くことは禁止します。

2. **針を人に手渡さない**：歯科医師が針の処分を歯科助手に指示し、手渡した際に手の平を刺してしまった歯科医院があります。針は使った人が自分で捨てることを徹底しましょう。

3. **針は手でリキャップしない**：キャップを手に持ってリキャップするのは最も危険です。リキャップするときは用具でキャップをはさみましょう。

4. **針は使った人が自分で廃棄する**：使用後の注射針等は、使った人がそのまま廃棄容器に廃棄すること。医師がスタッフに処分を指示するのでは、手渡す際に事故が発生しがちです。

5. **専用廃棄容器をすべてのチェアサイドに備えつける**：使用済みの注射針や縫合針をその場で処分できるように廃棄容器を、針を使う場所に設置しておきます。

6. **一人ひとりが医療安全の意識を持つ**：針先を自動的にガードする安全機能を持った器材が開発されています。針自体は危険なものです。必ず手袋を着用する等の保護措置を講じることが必要です。また、院内はサンダル履きではなく甲を覆うタイプのシューズを履きましょう。

第3章 戦略的リニューアル成功事例

| 事例 1
医療法人至誠会
二村医院 | 新築ではなく、
あえてリニューアルを選択し、
高度先進歯科医療センターへ
変貌を遂げる |

医療法人至誠会二村医院、2010（平成22）年3月竣工。ユニット台数、21台。

地域最大級の歯科医院です。築30年を経て建物が老朽化してきたため、院長の野村紀代彦先生は、2億円程度の予算で、裏にある駐車場を使っての建て替えか、大規模リニューアルかを検討されていました。

1　医院の状況

1　外観

写真3-1-1　医院全景

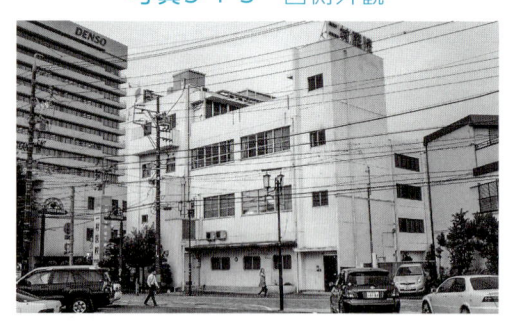

写真3-1-2　正面玄関

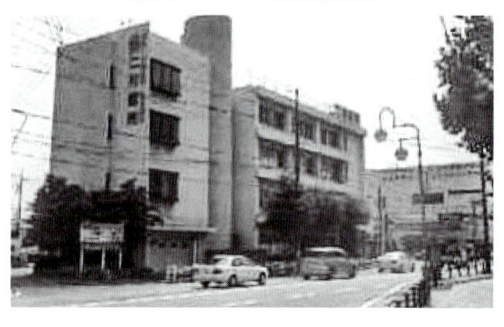

写真3-1-3　西側外観

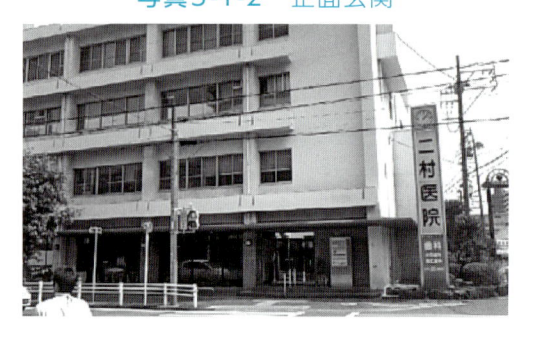

写真3-1-4　正面玄関から医院前

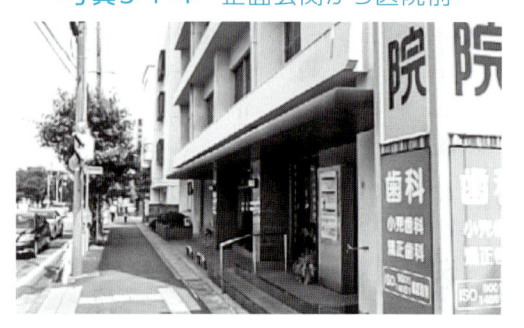

外観は総合病院のようでしたが、やや老朽化したイメージでした。

2　院内の現況

院内は、やや歴史を感じさせるものの、清潔感がありました。

写真3-1-5　リニューアル前の小児歯科

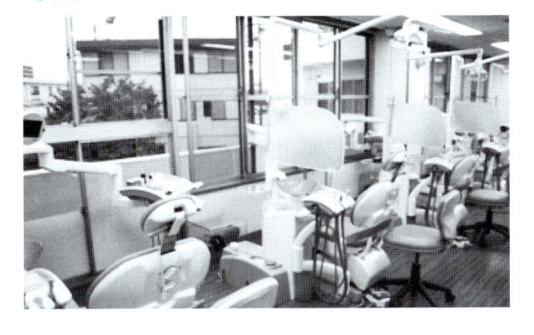

写真3-1-6　リニューアル前の特診室

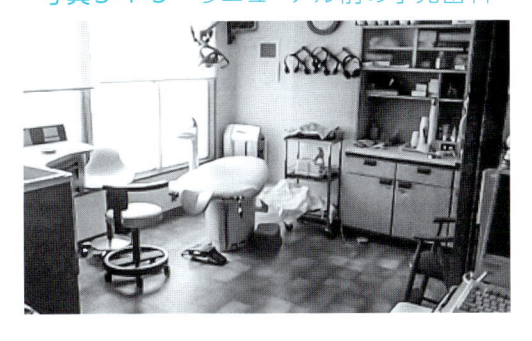

写真3-1-7　リニューアル前の中央診療室

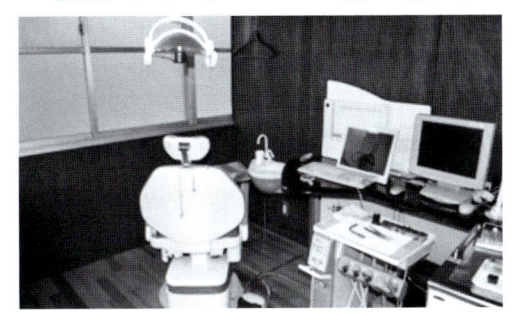

写真3-1-8　リニューアル前の矯正診療室

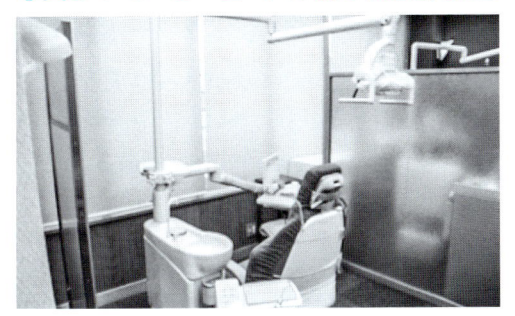

2　外部環境の調査

1　競合分析

　近隣は、図表3-1-1のようにかなりの激戦区です。刈谷駅の半径2km以内に約20軒がひしめいており、しかも知立市までの街道沿いに、競合していると考えられる3階建ての大型歯科医院が数軒ありました。刈谷市では、日曜診療をしているのは1軒だけでした。

　駐車場を利用した予算2億円での新築は、建物規模から、近隣の大型歯科

図表3-1-1　当時のiタウンページで歯科で表示された箇所を表示

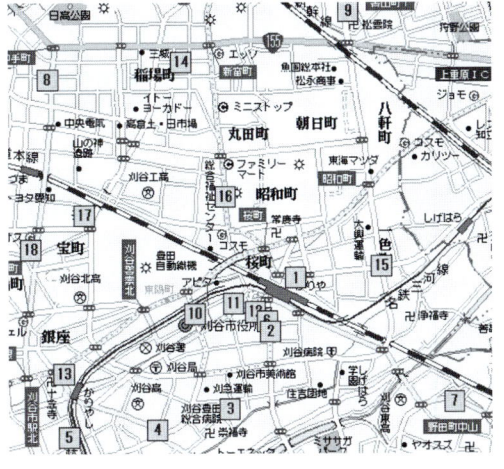

（iタウンページより）

医院との差別化ができなくなる可能性がありました。このため、医院のサイズを活かして近隣と差別化を続けるため、大規模リニューアルを選択しました。

3　内部環境変化の調査

1　患者イメージ調査

　このアンケート結果では、「非常に」と「やや」の合計で満足度を判定しています。図表3-1-2で濃い色は90％以上の患者が満足し、薄い色が80％以上の患者が満足したことを表しています。

　大規模医院でありながら、患者のイメージは良好でした。特に、清潔感、やさしさについて、90％以上の患者が好感を持っていました。さらに、丁寧で、あまり痛くなく、値段が高くなく、ドクターもスタッフも感じが良く、頼りになり、上手で安心できる、というイメージが共有されていました。

図表3-1-2　患者イメージ調査

二村医院　患者さまアンケート集計結果

■ 定量的データの色分けについて
・青　　ポジティブ反応90％以上：大変良好な項目です。
・水色　ポジティブ反応80％以上：良好な項目です。
・黄色　ポジティブ反応70％以下：問題があり、改善が必要な項目です。

		非常に	やや	普通	やや	非常に		合計	二村医院
1	明るい	27	12	11	0	0	暗い	50	78.0%
2	新しい・近代的	25	11	13	1	0	古い・歴史ある	50	72.0%
3	おしゃれ・都会的	16	14	19	0	0	まじめ・野暮ったい	49	61.2%
4	清潔	26	19	5	0	0	きたない	50	90.0%
5	先端技術	20	16	12	0	0	古い技術	48	75.0%
6	待たせない	16	12	18	4	0	待たせる	50	56.0%
7	丁寧	32	12	6	0	0	乱暴	50	88.0%
8	やさしい	31	14	5	0	0	こわい	50	90.0%
9	痛くしない	22	20	8	0	0	痛くする	50	84.0%
10	値段が高い	1	8	39	0	0	値段が安い	48	81.3%
11	ドクターの感じが良い	32	11	7	0	0	ドクターの感じが悪い	50	86.0%
12	スタッフの感じが良い	29	14	7	0	0	スタッフの感じが悪い	50	86.0%
13	頼りになる	26	17	7	0	0	頼りない	50	86.0%
14	上手	25	16	8	1	0	下手	50	82.0%
15	手際が良い	24	13	12	1	0	手際が悪い	50	74.0%
16	患者の身になる	21	17	12	0	0	医院の都合を優先する	50	76.0%
17	安心できる	28	16	6	0	0	不安になる	50	88.0%
							全体		76.1%

2　スタッフ意識調査

　勤務医もスタッフも、地域ナンバーワンの二村医院に勤務しているという誇りを持っており、滅菌など高度な清潔管理についても高い自信を持っていました。しかし、いくつかの問題点が浮上しました。それは院内の冷暖房の温度設定や、幹部職員への反発、残業や休暇取得の難しさなど、どの歯科医院でも起きるような問題でした。また、歯科衛生士は、医師の治療の合間に除石や準備、片付けに追われ、担当患者を長期間ケアできず達成感を感じられないという意見でした。そのなかで、歯科助手に退職リスクが高い人が散見されました。給与水準に関するイメージは健全なレベルでしたが、仕事の満足度はやや問題がある水準でした。

　スタッフの意識の特徴は、忘年会やバーベキュー大会、院内旅行、お誕生会を全員が楽しみにしていたことです。これらの院内イベントが組織の正常な運営に寄与していました。これらの院内イベントにはかなりの経費支出が伴っていたのですが、継続する必要性を再確認できました。

4　経営戦略の検討

　院長と協議し、次の対策を決定し、計画的に順次実施することになりました。

1　ハード面の対策

- 建物の外観を近代的なものにする。
- 老朽化した給排水系統を更新する。
- 受付業務の繁忙の原因となっている2フロアの分散配置を集約化し効率化する。
- 地域ナンバーワンの高度歯科医療センターにふさわしい診療室をつくる。
- CT画像診断室、インプラント手術室を整備する。
- 小児歯科を同一フロアに移し、歯科衛生士など医療スタッフの動線を改善する。
- 一般診療、小児歯科、審美歯科、矯正歯科の診療環境を改善する。

2　ソフト面の対策

[緊急対策]
❶ステアリングコミッティ（経営会議）の設置とメンバーの選任

トップダウン体制を組織としての指導体制に変革する。
❷スタッフミーティングの月例開催による全員参加型改善体制の構築
　　　全員参加で経営改善を進める意識改革を開始する。
❸時間外手当と精勤手当の試算と支給要件の見直し
　　　スタッフに不満の多い手当支給を見直し、損をしているという意識を解消する。

[恒久対策]
❶人事評価制度、表彰制度、給与・賞与制度、就業規則の整備
　　　働きがいとやりがいのある歯科医院にするために、人事労務制度を改善する。
❷幹部職員の戦略的育成
　　　若手スタッフから、主任衛生士や受付主任など次代を担う幹部職員を計画的に養成する。
❸二村医院としての医師養成プログラム策定
　　　審美やインプラントなど、専門性の高い歯科治療ができる歯科医師を計画的に養成する。
❹症例検討会の開催による若手ドクター、歯科衛生士などの医療技術の向上
　　　症例検討会によって、ベテランの知見や技術を後輩に継承する。
❺スタッフミーティングを通じての改善運動の開始
　　　全員参加型の改善活動によって、現場レベルの改善活動を行う。
❻業務への影響を最小にする有給休暇の取得促進
　　　有給休暇の計画的取得を進め、業務への影響を最小限にする。
❼日曜開業を前提とした週休3日制の検討
　　　日曜診療を開始して年中無休体制とするため、週休3日制、10時間労働に変更する。
❽定期予防管理への取り組み開始
　　　患者の口腔内の健康状態の増進のために、定期予防管理の導入をめざし、外部講師を招へいして歯科衛生士を養成する。

3　ハート面の対策

❶経営理念の浸透対策と今後の経営方向の明確化

　　医院の理念を繰り返し浸透させるとともに医院の経営方向をわかりやすく伝える。

❷自費治療説明の取り組み強化、説明内容の標準化

　　自費治療カウンセリングを強化し、誰でも同じ内容が説明できるように標準化する。

❸好評の院内イベントの活性化

　　忘年会やバーベキュー大会、院内旅行等の院内イベントをさらに活性化させる。

5　経営改善対策の実施

1　リニューアル工事

　前述のように、2億円の建て替えでは近隣の歯科医院との差別化が困難になるほか、小規模になった印象を与えかねないため、現状の大規模医院の強みを生かせる総合的なリニューアルを選定しました。そのため、地域を代表する高度歯科医療センターにふさわしい外観デザインが重要になります。設計事務所は、院長の知人でデザイン力で有名な株式会社鵜飼哲也設計事務所を選定しました。設計料固定でコストダウン計画を含めた設計監理を依頼したところ快諾していただきました。基本コンセプトは院長と協議を重ねながら検討し、設計事務所と図面化していきました。施工会社は競争見積もりの結果、地元で実績豊富な小原建設株式会社に決定しました。

2 リニューアル工事のコンセプト

(1) 現況の平面イメージ

図表3-1-3　リニューアル前の平面イメージ図

1階

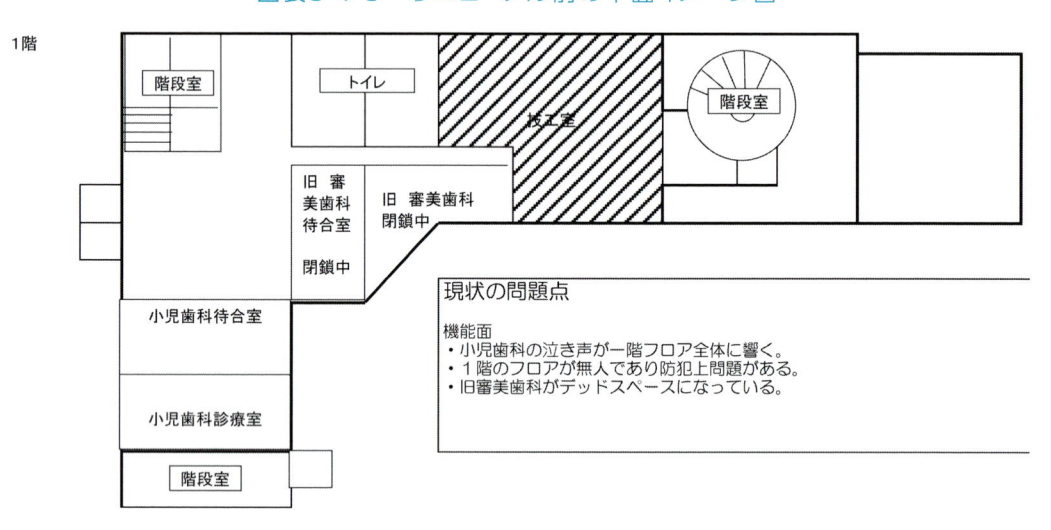

階段室／トイレ／技工室／階段室
旧審美歯科待合室 閉鎖中／旧審美歯科 閉鎖中
小児歯科待合室
小児歯科診療室
階段室

現状の問題点

機能面
・小児歯科の泣き声が一階フロア全体に響く。
・１階のフロアが無人であり防犯上問題がある。
・旧審美歯科がデッドスペースになっている。

2階診療室　現状の平面配置

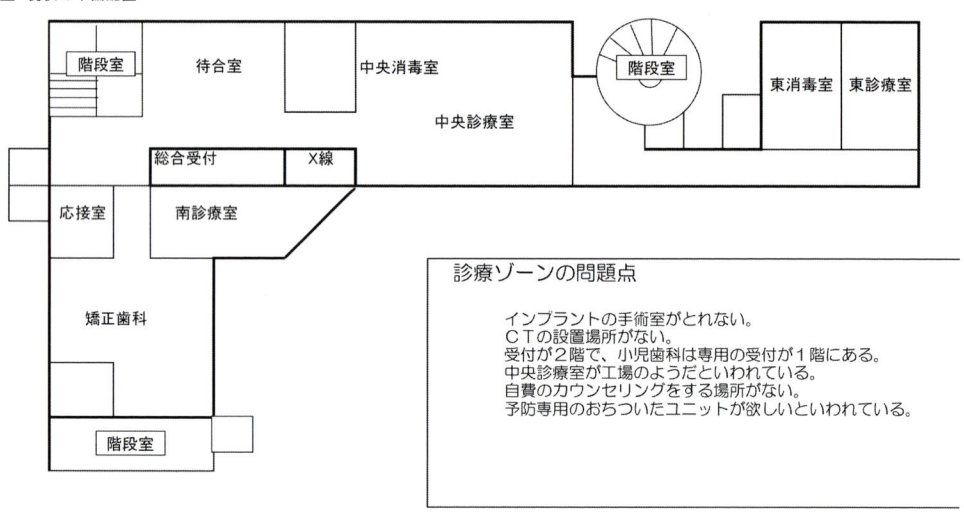

階段室／待合室／中央消毒室／階段室／東消毒室／東診療室
中央診療室
総合受付／X線
応接室／南診療室
矯正歯科
階段室

診療ゾーンの問題点

インプラントの手術室がとれない。
ＣＴの設置場所がない。
受付が２階で、小児歯科は専用の受付が１階にある。
中央診療室が工場のようだといわれている。
自費のカウンセリングをする場所がない。
予防専用のおちついたユニットが欲しいといわれている。

（2）リニューアル後の平面計画イメージ図

図表3-1-4　リニューアル後の平面イメージ図

二村医院　平面企画コンセプト

1階

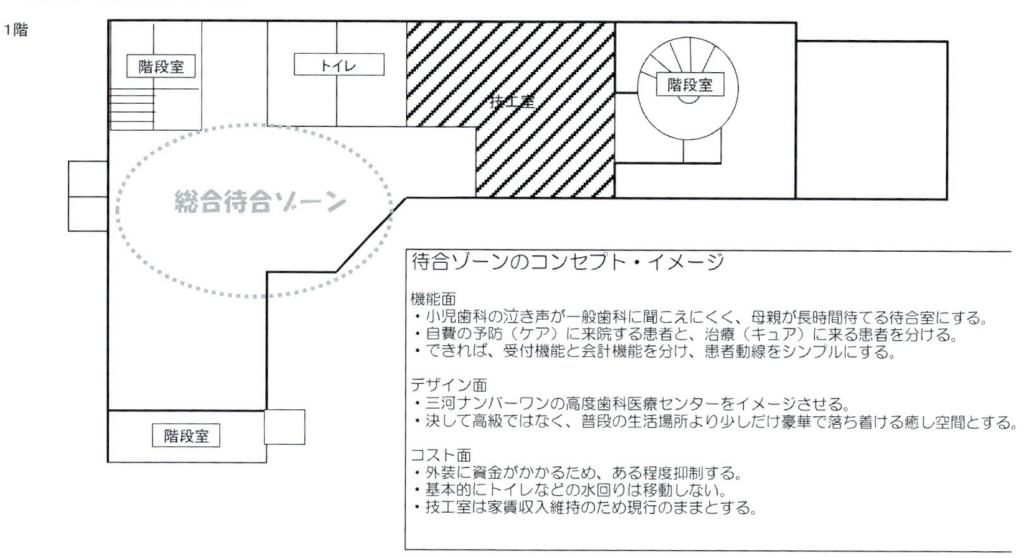

待合ゾーンのコンセプト・イメージ

機能面
- 小児歯科の泣き声が一般歯科に聞こえにくく、母親が長時間待てる待合室にする。
- 自費の予防（ケア）に来院する患者と、治療（キュア）に来る患者を分ける。
- できれば、受付機能と会計機能を分け、患者動線をシンプルにする。

デザイン面
- 三河ナンバーワンの高度歯科医療センターをイメージさせる。
- 決して高級ではなく、普段の生活場所より少しだけ豪華で落ち着ける癒し空間とする。

コスト面
- 外装に資金がかかるため、ある程度抑制する。
- 基本的にトイレなどの水回りは移動しない。
- 技工室は家賃収入維持のため現行のままとする。

2階診療室　ゾーニングのイメージ

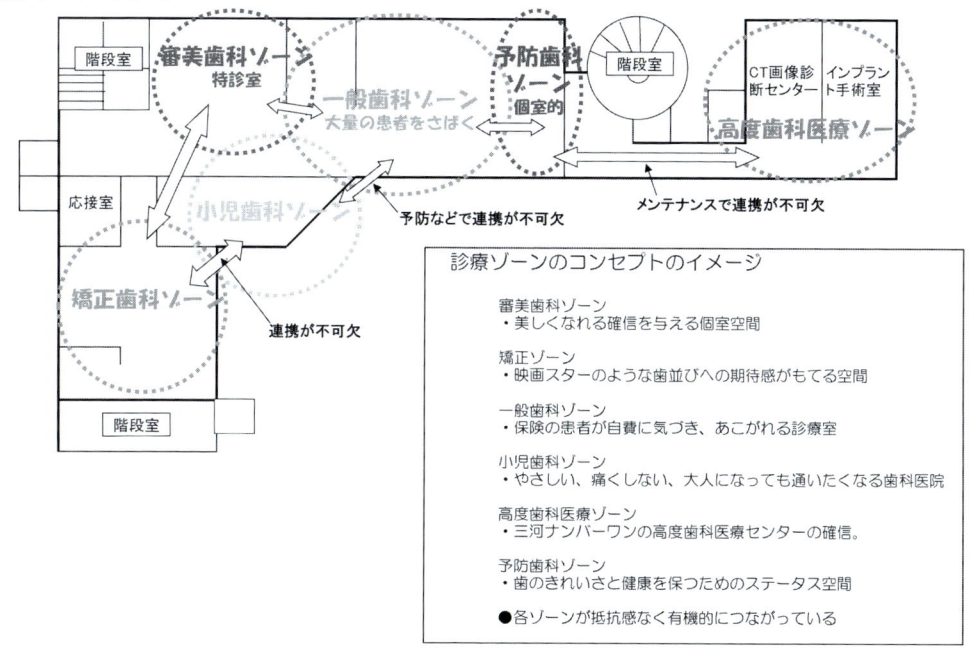

診療ゾーンのコンセプトのイメージ

審美歯科ゾーン
- 美しくなれる確信を与える個室空間

矯正ゾーン
- 映画スターのような歯並びへの期待感がもてる空間

一般歯科ゾーン
- 保険の患者が自費に気づき、あこがれる診療室

小児歯科ゾーン
- やさしい、痛くしない、大人になっても通いたくなる歯科医院

高度歯科医療ゾーン
- 三河ナンバーワンの高度歯科医療センターの確信。

予防歯科ゾーン
- 歯のきれいさと健康を保つためのステータス空間

● 各ゾーンが抵抗感なく有機的につながっている

3　ソフト面の対策の実施

院長と協議の結果、次の対策を計画的に実施することとしました。
- 日曜診療を開始。年中無休体制とする。
- 自費治療のカウンセリングを全員ができるようにする。
- 自費治療のツールを整備する。
- 予防歯科を本格的に導入する。
- 歯科衛生士の手技を高度化し、予防定期管理を開始するため、外部歯科衛生士（ヒンメル株式会社の田上めぐみ先生）による院内研修を開始する。
- 年中無休体制に備えて、就労時間を変更し週休3日制とする。
- 年中無休体制とするために人事制度と就業規則を改定する。
- 給与制度を職能評価制度に改正する。
- 組織の風通しをよくするため、従来の主任に加えて若手歯科衛生士から主任1名、副主任1名、若手歯科助手から主任1名、若手受付から副主任1名を増やし、幹部会を再編成する。
- 幹部会で経営情報を公開し、院内の情報伝達を活性化する。
- 年2回、定期に院長とスタッフ全員の面接を行う。

(参考) 院内組織のイメージ

院長、副院長、医局長、2人の主任衛生士、副主任、受付主任、チーフアシスタント、事務長で幹部会を結成しました。

図表3-1-5　院内組織図の例

```
                    ┌─────────┐
                    │  院長   │
                    └────┬────┘
                         ├──────────────┐
                         │              │
              ┌──────────┴──┐    ┌──────┴─────────────┐
              │ 全体ミーティング │    │ 幹部会（ステアリングコミッティ） │
              └──────┬───────┘    └────────────────────┘
                     │                  （意思決定・諮問機関）
                  （伝達機関）
         ┌───────────┼───────────────┐
         │           │               │
    ┌────┴───┐  ┌────┴────┐    ┌─────┴──────┐
    │ 受付主任 │  │ 主任衛生士 │    │ チーフアシスタント │
    └────────┘  └─────────┘    └────────────┘
     受付スタッフ    歯科衛生士         歯科助手
```

筆者作成

6 リニューアル後の医院

1 外観

　三河地区を代表する「高度先進歯科医療センター」にふさわしい外観に生まれ変わりました。

写真3-1-9　正面からの外観

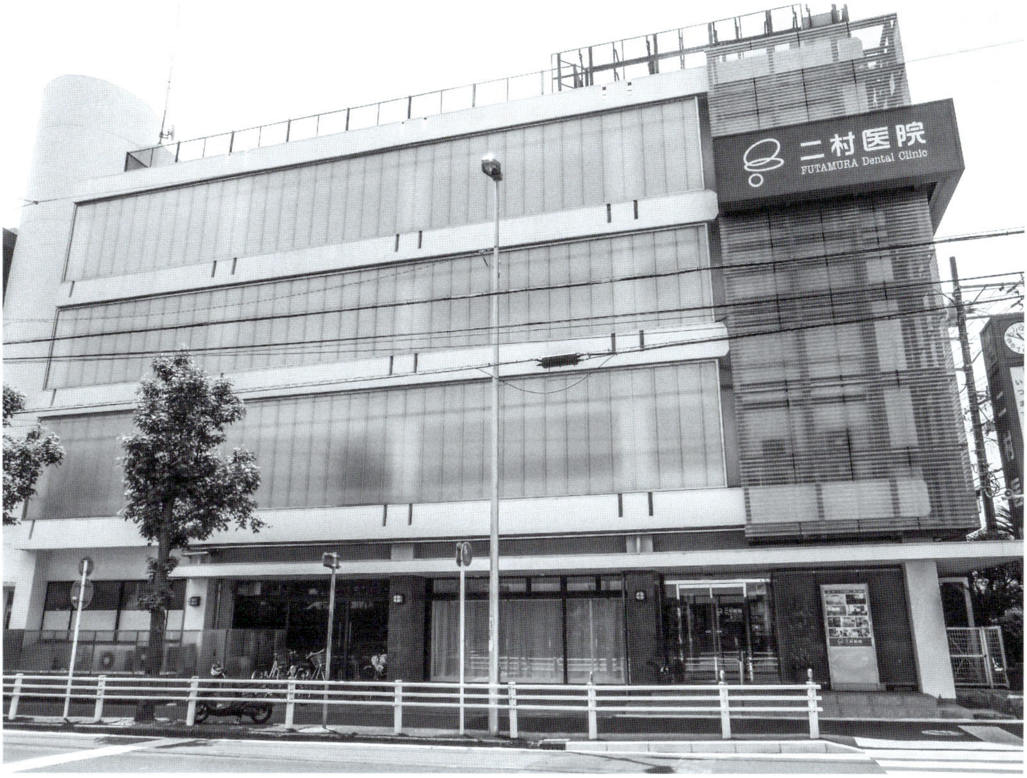

写真3-1-10　夜間の外観

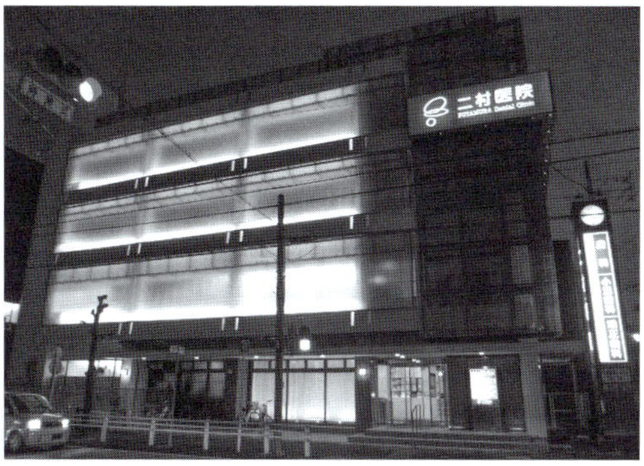

写真3-1-11　駐車場からの外観

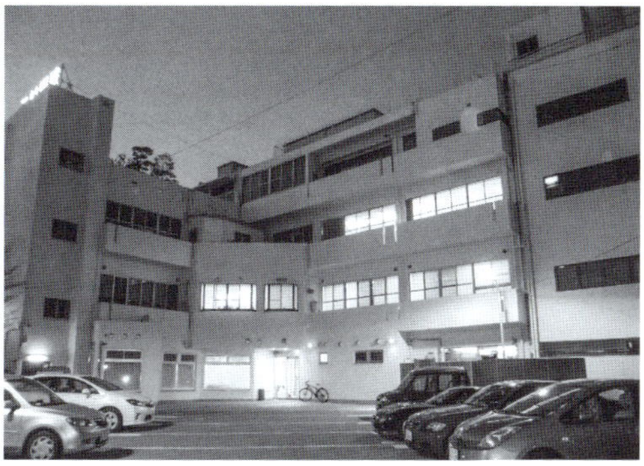

2　診療室

写真3-1-12　手術室

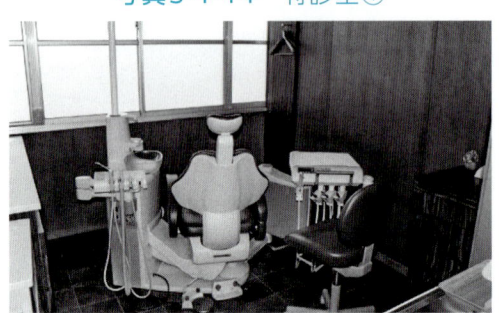

写真3-1-13　小児歯科

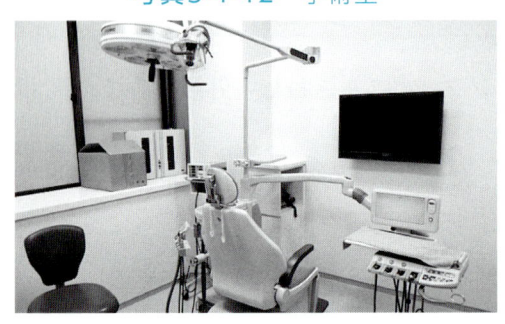

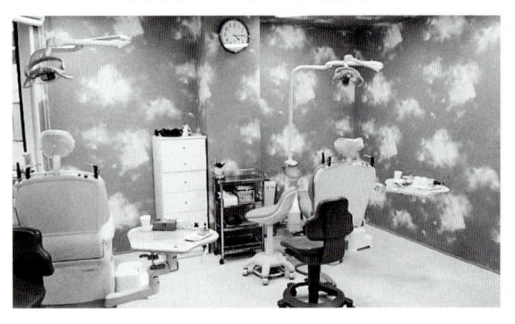

写真3-1-14　特診室①

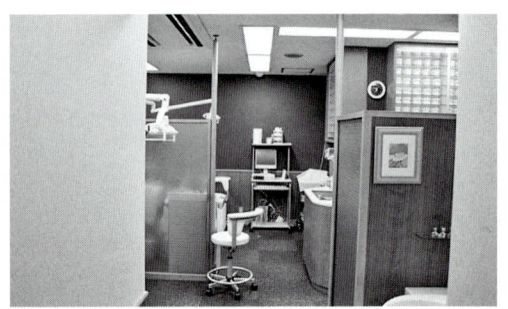

写真3-1-15　矯正歯科

写真3-1-16　特診室②

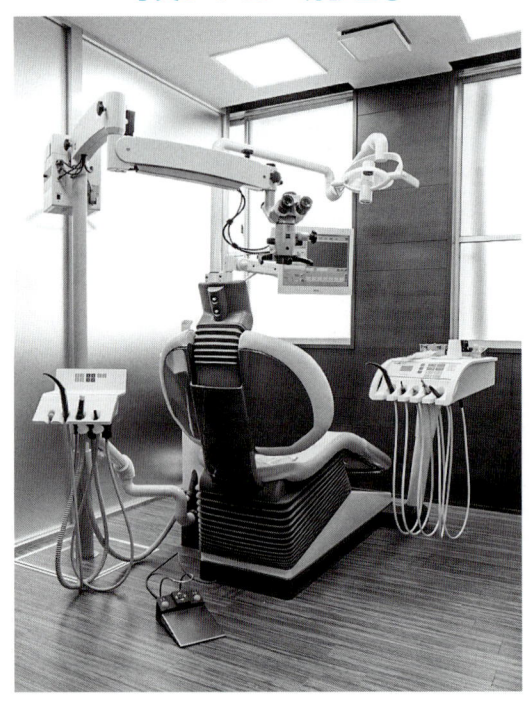

写真3-1-17　相談コーナー

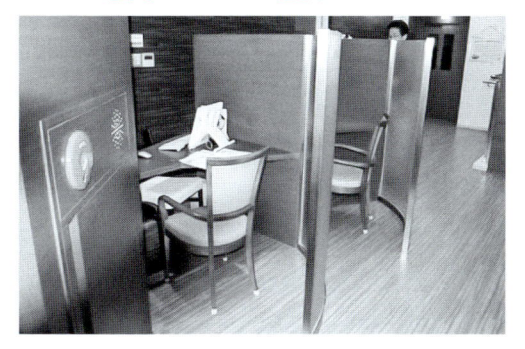

写真3-1-18　チェアの近くに点在する相談コーナー

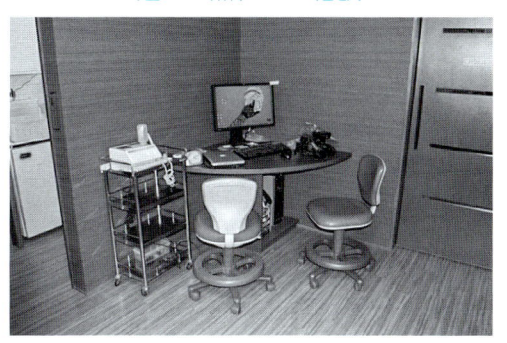

写真3-1-19　中央診療室

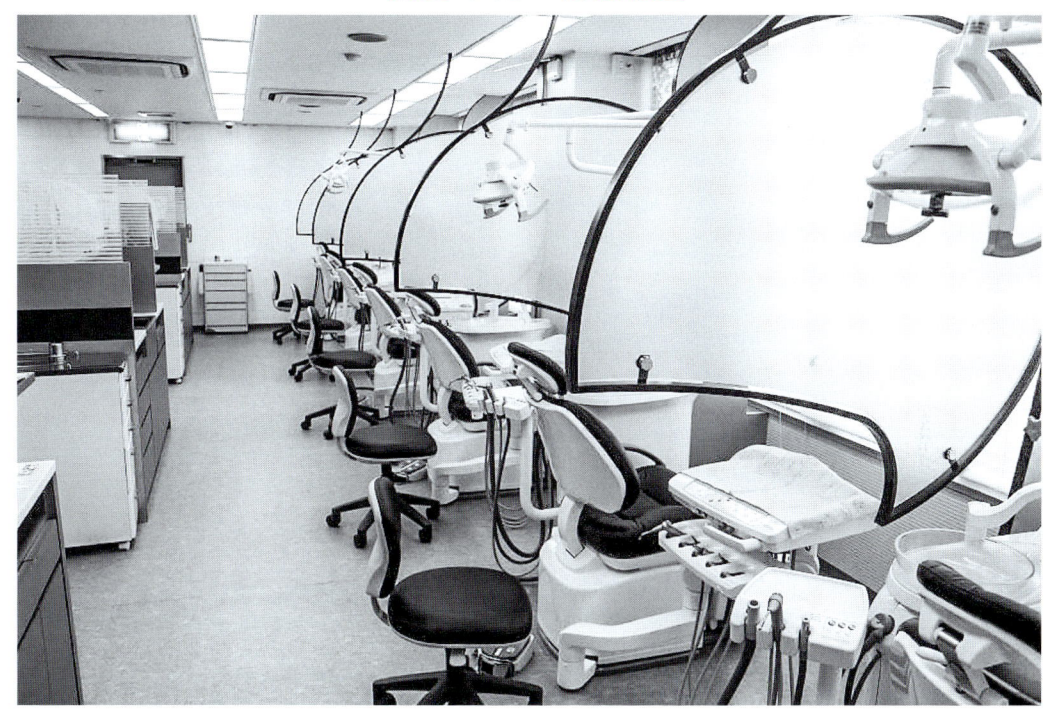

1 ・・・ 医療法人至誠会二村医院

3　バックヤード

従来からタービンまで滅菌を徹底していました。十分なスペースを確保しました。

写真3-1-20　歯科用CT

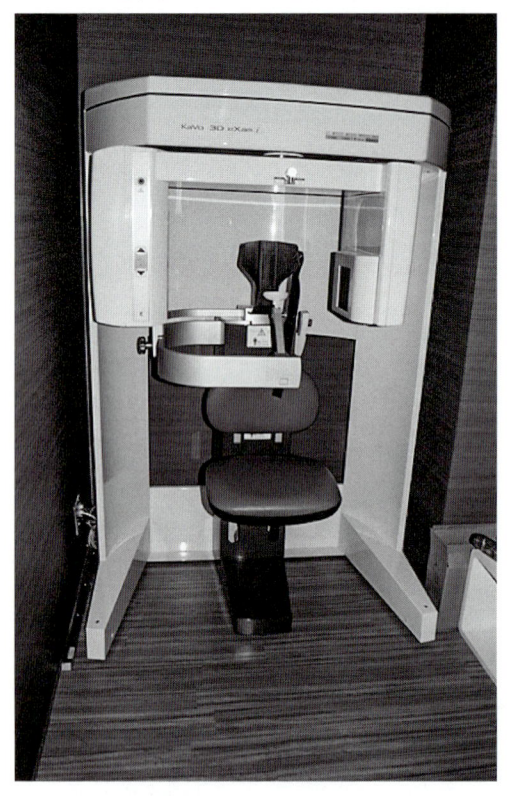

写真3-1-21　バックヤード①

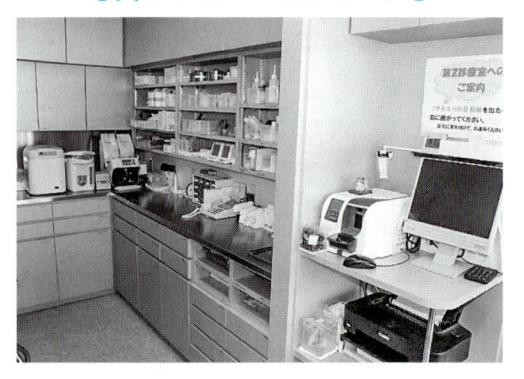

写真3-1-22　バックヤード②

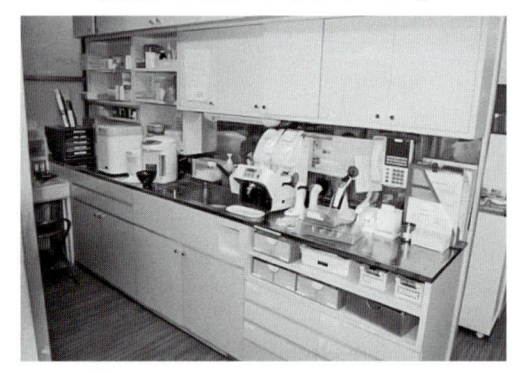

4　受付

受付スタッフは立位として、機動的に動けるようにしました。

写真3-1-23　受付カウンター
　　　　　　立位で機敏に対応

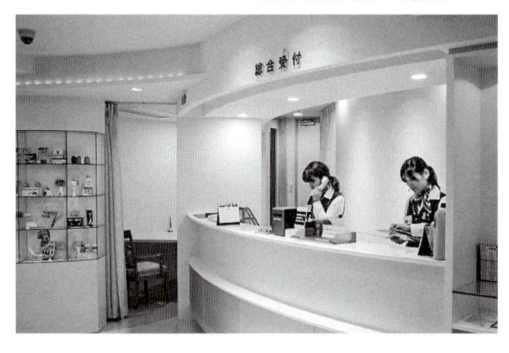

写真3-1-24　くつろげるソファー

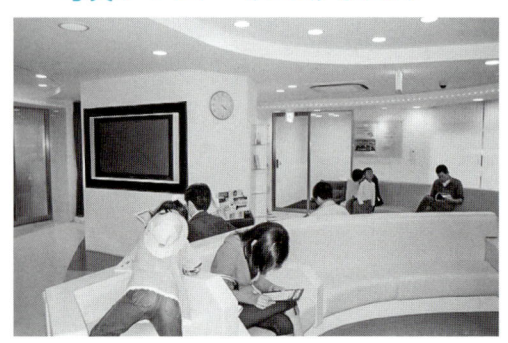

総合病院のような総合受付と待合室、サロンを1階に設置、診療スペースと分離しました。全員インカムを着用して情報交換をしています。

写真3-1-25　院内セミナーも開催できるサロン

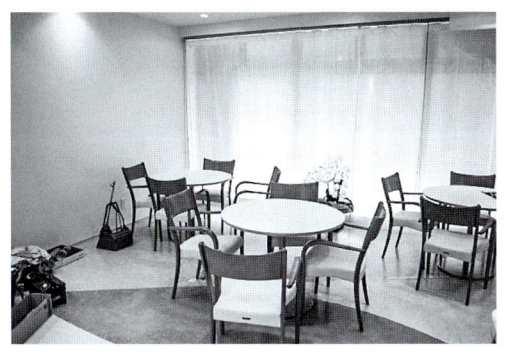

写真3-1-26　歯科衛生用品のショーケース

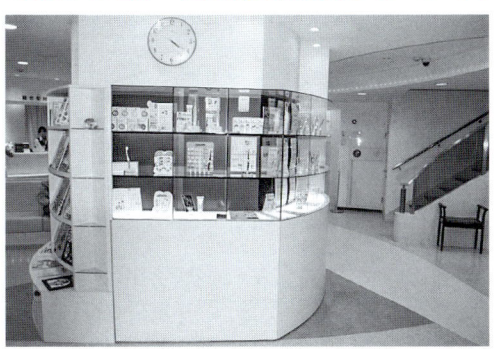

　小児歯科と矯正歯科が従来から有名で、ゆとりのあるキッズコーナーと託児室を備えました。リニューアルを機に日曜診療を開始しました。

写真3-1-27　男女トイレ

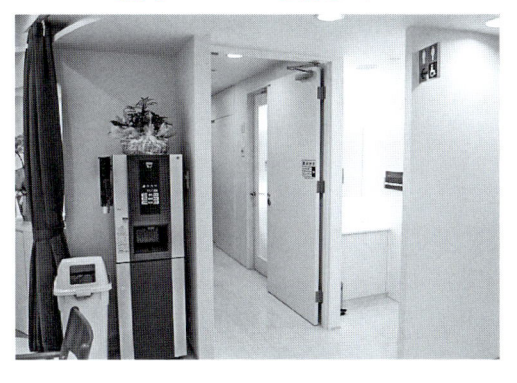

写真3-1-28　キッズコーナーと託児所

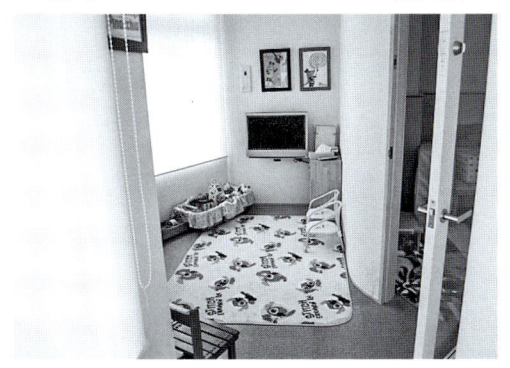

5　中待合

　エレベーター前と診察室の前に中待合を設置しました。

写真3-1-29　中待合①

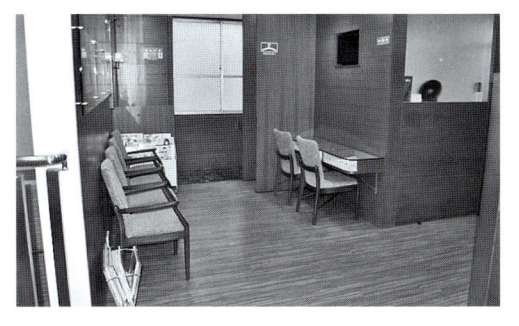

写真3-1-30　中待合②

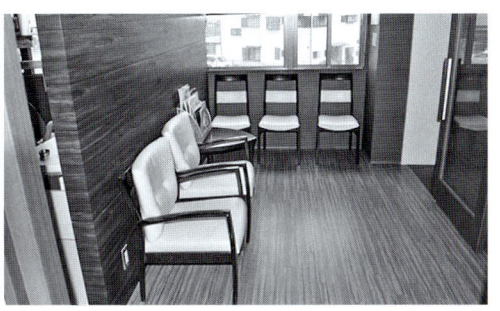

7　ソフト面とハート面のリニューアル

　外観と内装のリニューアルにあわせて、就業規則の改定、院内組織の改編、定期予防管理の開始、院内でのスタッフ研修、接遇研修の開始など、医院経営全体にわたってのリニューアルを行いました。

　就業規則の改定と週休3日制、10時間労働の導入には、スタッフ全員に対して繰り返し説明して理解を求めました。また、院長には全スタッフの面談を年2回、必ず実施していただいております。院長の野村先生からは、かなり時間を割かなくてはならず、診療アポイントへ影響が出るが、それ以上の効果が得られているとの感想をいただいています。

　歯科衛生士、歯科助手の技術力向上については、ヒンメル株式会社の田上めぐみ先生による院内研修を開始し、プログラムに沿って取り組みを開始しました。

　写真3-1-31は院内研修開始当時の様子です。写真3-1-32は現在の研修風景です。

　写真3-1-33は歯科医師の実習の様子です。写真3-1-34は、歯科医師の院内セミナーです。

　ソフト面については、現在も幹部会で話し合い継続的に高度化を進めています。

写真3-1-31　院内研修開始当時の様子

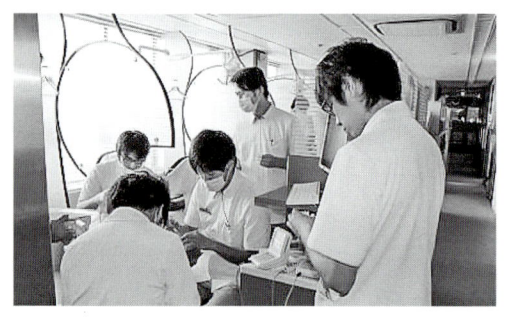

写真3-1-32　現在の研修風景

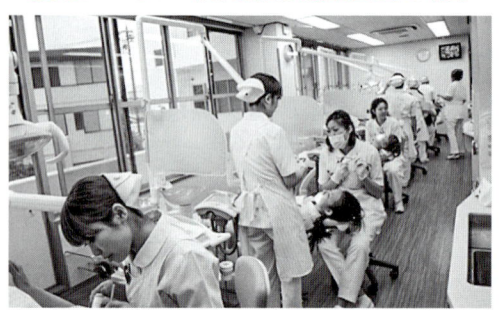

写真3-1-33　歯科医師の実習の様子

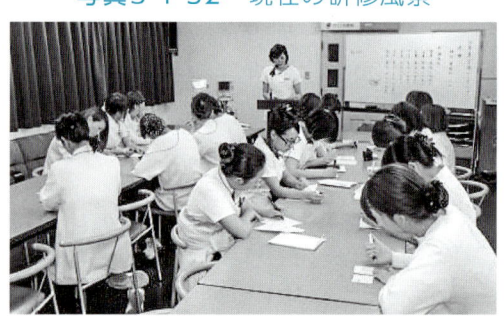

写真3-1-34　歯科医師の院内セミナー

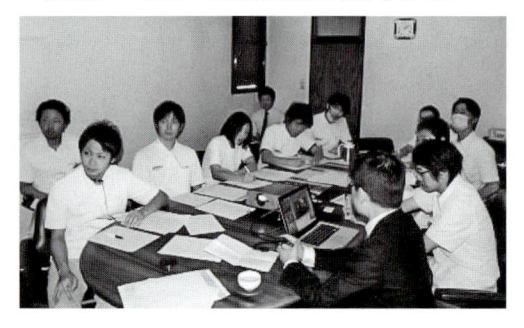

8　総合的経営改善対策の成果

リニューアル工事は、2010（平成22）年3月に竣工し、次の成果が得られました。

1　経営業績の成果

　CTやユニットの交換などを含め、予算の2億円以内で余裕を残して完了しました。外観、内装とも新築を思わせる出来栄えとなり、患者数も増加し、売上も増加しました。意外だったのは、通常は患者が減少する施工中も患者が増加したことです。当初は大規模な内覧会を計画していましたが、診療を継続しながらのリニューアルであり、患者数も増えていたため内覧会は実施しませんでした。

　待合室が1階、診療室が2階となりましたが、患者動線、診療スタッフの動線とも整理され、診療効率が向上しました。

　インプラントは待機させていた患者もあり、かなり増加しました。また、予防歯科を本格的に開始し、予防担当を希望する歯科衛生士を院内から募り研修を開始しました。その結果、予防管理が定着し、再初診患者が安定的に増加しました。

　また、自費治療カウンセリングを誰でも行えるようになった結果、自費率も向上し、売上も伸びました。日曜診療の開始は、当初1年は患者が伸びず気をもみましたが、次第に増加して、今ではかなり忙しくなっています。

2　労務管理面での成果

　歯科衛生士、歯科助手とも退職は激減し、結婚退職以外は退職者が出ない状態になりました。また、産休を取得して復職する職員が増加しました。産休を取得させずに退職させる医院も多いのですが、一定の規模になり採用経費や教育研修費を考慮すると、復職させるほうが医院経営にとってプラスになります。

　週休3日制の導入は2連休が取れるため若いスタッフたちに好評です。また1日10時間労働になりましたが、それまでも実質的に9時間近く働いていましたので、実質的に1時間の増加ということでスタッフに受け入れられたようです。結果として円滑に年中無休診療が実現できたことは大きな成果だと思います。

3　医療技術面での成果

　狙い通りインプラントが増加しました。また、BPS超精密義歯も導入し、高齢者の補綴に対して使い分けをしています。外部講師による研修によって、歯科衛生士の技術力が向上し、モチベーションもアップしました。常に厳しい外部のチェックを受けるため、もともと高かった院内の清潔管理や清掃状態も向上しています。自費治療のカウンセリングが定着しており、自費率も向上しています。経営戦略方向に沿って東浦の分院で在宅歯科診療も開始しました。

4　今後の方向性

　野村先生は今後も定期的なリニューアルをと考えられています。リニューアル後3年が経過しましたので、中央診療室、中央のナースステーションの改装と中央診察室、特診室のチェア9台の入れ替えを実施されました。

【企画・設計・施工業者】

■企画・医業経営コンサルティング
　　株式会社M&D医業経営研究所
　　住所：神奈川県横浜市青葉区榎が丘4-7　アクティブ青葉台203
　　TEL：045-989-1001

■設計・監理
　　株式会社鵜飼哲也設計事務所
　　住所：刈谷市八軒町1丁目70－1
　　TEL：0566-63-2828

■工事施工
　　小原建設株式会社
　　住所：愛知県岡崎市明大寺町字西郷中37番地
　　TEL：0564-51-2621

事例 2　医療法人ル・ブランおぎはら歯科医院

ハード面よりソフト面のリニューアルを重視、スタッフがいきいきと働く医院に

　医療法人ル・ブランおぎはら歯科医院。横浜市の中心部、山手駅から徒歩3分。ユニット台数4台の歯科医院です。近隣は激戦区で石川町や関内では、大型歯科医院も開業しています。CTを装備し、インプラント患者も増加していましたが、スタッフが短期間で退職を繰り返すなどの問題があり、総合的な経営改善対策を実施したいということで経営改善を依頼されました。マーケティングや自費治療増大対策、さらに人事労務対策など、ソフト面に重点を置いた経営改善を進めて、必要があればハード面のリニューアルも検討することとなりました。

1　医院の状況

1　外観

　JR山手駅から徒歩3分ほどの横浜らしい便利な場所です。マンションの1階で、建物は新しいのですが、そこに歯科医院があることに気づかないような目立たない外観でした。

写真3-2-1　リニューアル前の外観①

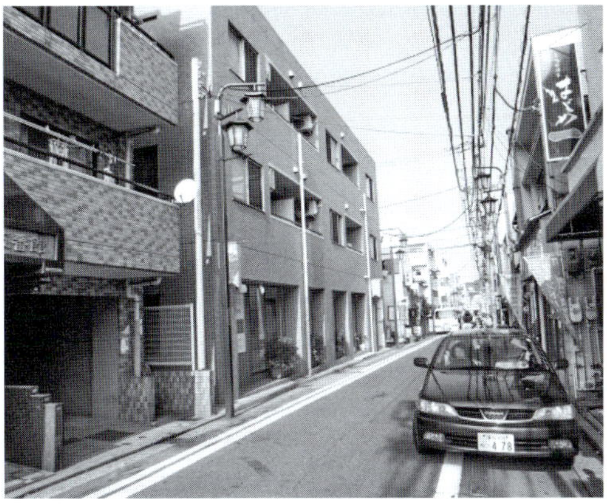

写真3-2-2　リニューアル前の外観②

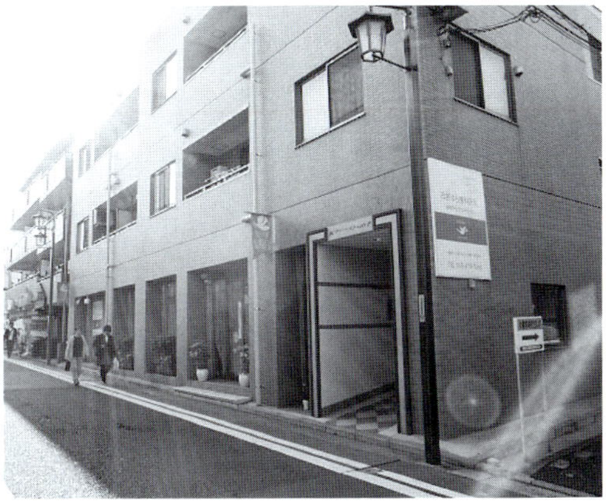

2　待合室の状況

待合室にはヒーリング画像が映写され、1人がけチェア6脚とキッズコーナーを備えています。落ち着いて待ち時間を過ごせるよい待合空間で、特にリニューアルの必要性はないと考えられました。

写真3-2-3　リニューアル前のキッズコーナー

写真3-2-4　リニューアル前の受付

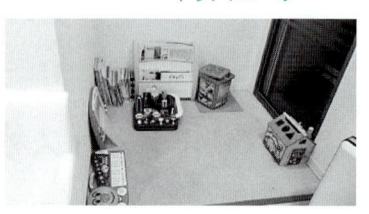

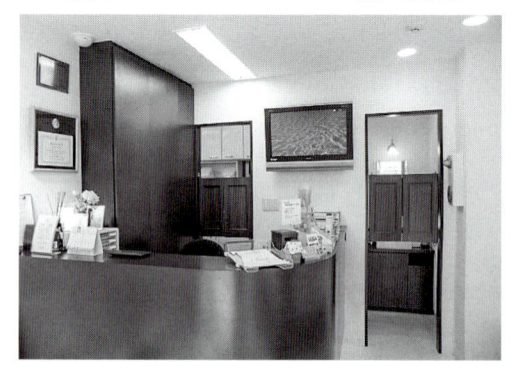

写真3-2-5　リニューアル前の待合室

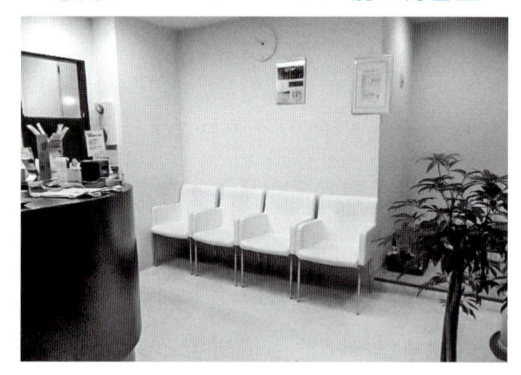

3　診察室の状況

ユニットは4台で、1台が外科処置室、3台が前面導入で並列に並べられています。CTを装備しています。消毒コーナーはチェアの後ろに配置され、決してスペースに余裕はないのですが、スタッフの動線が短くなるように設計されています。

滅菌消毒を重視しており、ランプガイドやディスプレーのマウスなど、術者の手が触れる部分はすべてドレーピングが施されており、ハンドピースも滅菌しています。院長は歯科口腔外科出身で、「医療機関として当然のことです」と話されていました。

写真3-2-6　リニューアル前の診療ユニット①

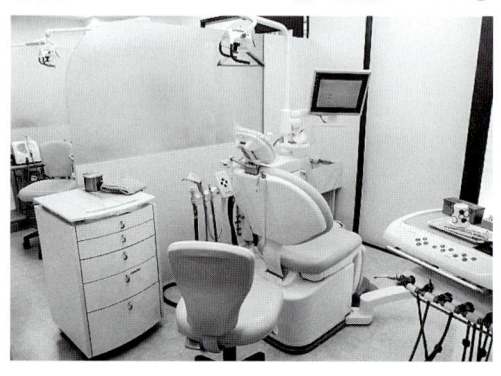

写真3-2-7　リニューアル前の診療ユニット②

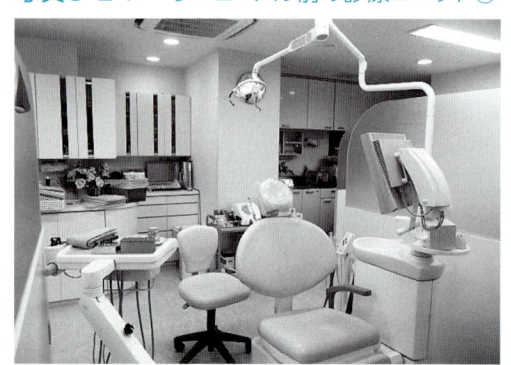

2 外部環境の調査

1 診療圏調査

　診療圏は駅前だけでなく、山手駅を中心に本牧、根岸、山手方面に、半径2kmの広域に広がっていました。駅からのバス路線に沿って広がっていると考えられました。このような場合では、バスの車内広告が効果を発揮する可能性があります。

　また、医院の前の道路を歩いて通勤、通学する患者が多く、看板の改善の必要性もありました。

図表3-2-1　診療圏調査

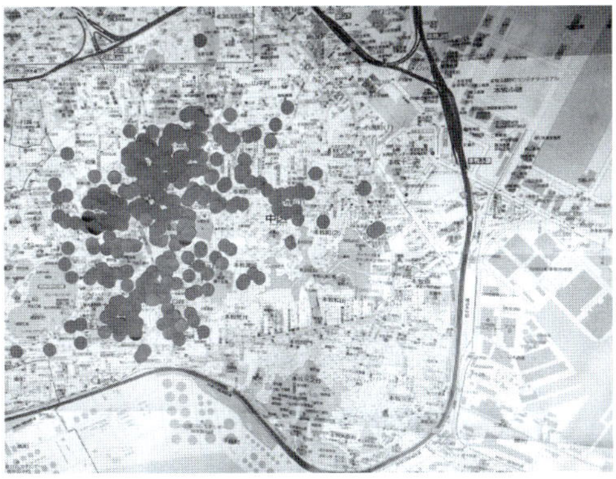

筆者作成

2 競合分析

　近隣には、15軒以上の歯科医院が開業していますが、立地条件から主に競合する歯科医院は4～5軒に絞られると考えられました。図表3-2-2の数字が歯科医院で、円は半径500mの範囲を示しています。

　駅前はバスターミナルで、バス路線に沿って多くの歯科医院が点在しています。患者は駅近くと自宅近くの歯科医院を選ぶ傾向があるため、これらの医院との競合も考慮する必要があります。直接のライバル医院は、駅に近い数軒と考えられました。

図表3-2-2

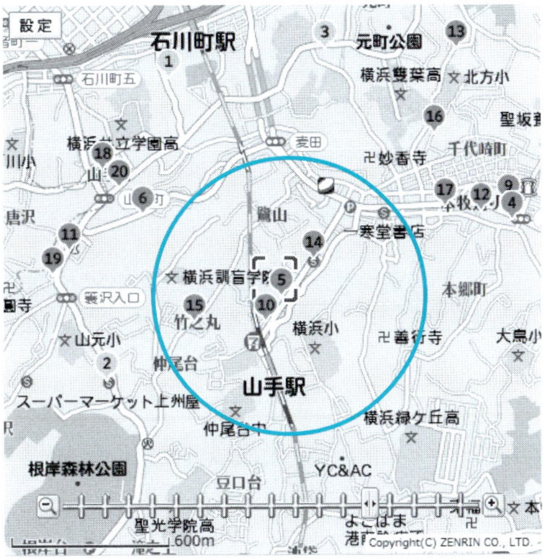

（iタウンページより）

2　医療法人ル・ブランおぎわら歯科医院

3 内部環境変化の調査

1 男女別10歳刻み患者数調査

　10歳刻みで調査しました。患者数は30歳代から50歳代が多く、特に40歳代と50歳代は2011（平成23）年に大きく増加していました。その他の年齢層は変化が少なく、これらのことから、サラリーマンやOLの来院が多いことが想定されました。また子どもの患者も多く、30歳代は子育て中の母親の来院も含まれていることが想定されました。

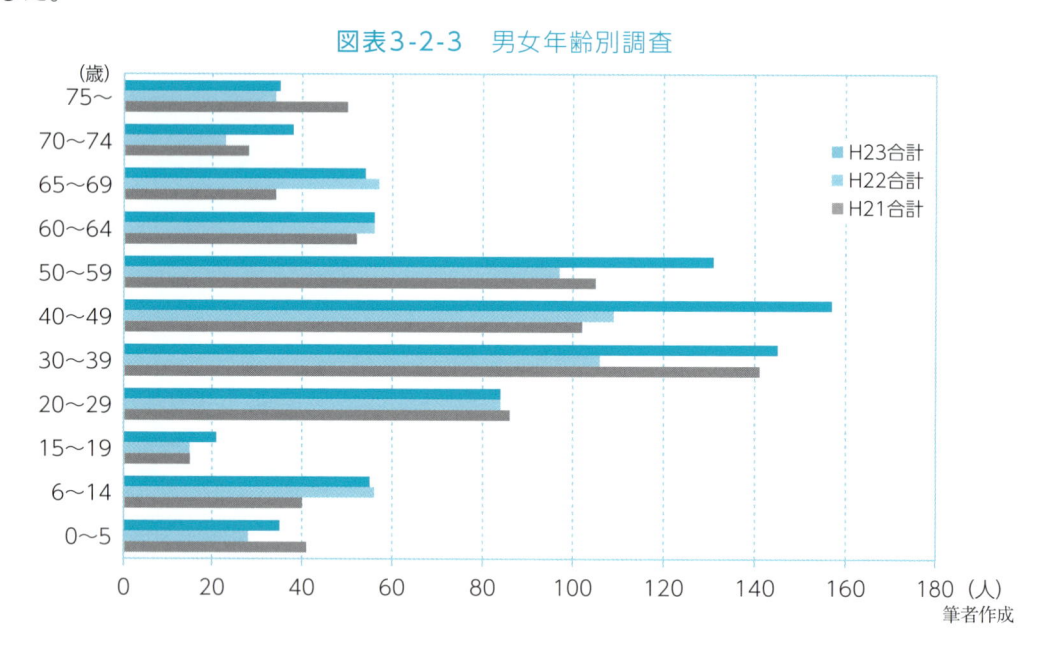

図表3-2-3　男女年齢別調査

筆者作成

2 患者イメージ調査

　患者イメージ調査は大変良い結果でした。このアンケート結果では、「非常に」と「やや」の合計で満足度を判定しています。右図で、濃い色は90％以上の患者が満足し、薄い色が80％以上の患者が満足したことを表しています。患者の持つ当院へのイメージは大変良好といえます。

　清潔で丁寧、やさしく、ドクターやスタッフの感じが良く、頼りになるというイメージが10人中9人に共有されています。さらにあまり痛く処置されない、上手で、手際がよく、安心できるというイメージです。

図表3-2-4　患者イメージ調査

おぎはら歯科医院　患者アンケート集計結果
- 青：満足度90％以上の項目
- 水色：満足度80％以上の項目
- 黄：問題のある項目

		非常に	やや	普通	やや	非常に	合計	無回答	P反応率	
1	明るい	27	12	5	0	0	44	0	88.6%	暗い
2	新しい・近代的	26	15	3	0	0	44	0	93.2%	古い・歴史ある
3	おしゃれ・都会的	20	16	6	0	0	42	2	85.7%	まじめ・野暮ったい
4	清潔	31	12	1	0	0	44	0	97.7%	きたない
5	先端技術	25	14	2	0	0	41	3	95.1%	古い技術
6	待たせない	16	18	10	0	0	44	0	77.3%	待たせる
7	丁寧	27	14	3	0	0	44	0	93.2%	乱暴
8	やさしい	33	7	4	0	0	44	0	90.9%	こわい
9	痛くしない	15	24	5	0	0	44	0	88.6%	痛くする
10	値段が高い	4	6	31	1	0	42	2	76.2%	値段が安い
11	ドクターの感じが良い	33	8	3	0	0	44	0	93.2%	ドクターの感じが悪い
12	スタッフの感じが良い	31	9	4	0	0	44	0	90.9%	スタッフの感じが悪い
13	頼りになる	24	16	4	0	0	44	0	90.9%	頼りない
14	上手	24	13	7	0	0	44	0	84.1%	下手
15	手際が良い	22	14	8	0	0	44	0	81.8%	手際が悪い
16	患者の身になる	23	12	9	0	0	44	0	79.5%	医院の都合を優先する
17	安心できる	25	13	6	0	0	44	0	86.4%	不安になる
							全体		84.9%	

筆者作成

　解決すべき問題点は、やや待ち時間が長いことでした。実際、チェアが空かずに患者を治せなくなっており、チェアの増設を検討することとしました。

3　スタッフ意識調査

　スタッフの意識は、なぜか「ここに長くいると損をしそうだ」と感じているようでした。日常的に忙しすぎ、帰りが遅くなり、治療が遅れて昼休みも短くなる状態のなかで、「頑張っても給料の上限が決まっているらしい」など、辞めていった先輩からのデマ情報も影響していました。また、院長の真摯な診療姿勢に賛同しているものの、ドレーピングや滅菌消毒作業の多さに疲れを感じている様子でした。ただし、全部片付けて帰るという強い使命感を持っており、それがかえって帰宅時間を遅らせ、プレッシャーになっているようでした。仕事の満足度は医療機関では平均的な値で深刻な不満がある状況ではなく、職歴の浅いスタッフばかりでしたが、スタッフ間のコミュニケーションは良好でした。

4　経営戦略の検討

調査結果をもとに院長と協議し、次の対策を順次実施することにしました。

1　ソフト面の対策

❶医療法人化する
　　歯科衛生士採用面での効果を主な狙いとして医療法人とする。

❷帰宅時間の短縮対策
　　アポの取り方と片づけの工夫で、スタッフの負担を軽減する。

❸就業規則の策定
　　就業条件を明確にし、スタッフに安心感を与える。

❹賃金制度の改善
　　人事評価を導入し、賃金制度を改善する。

❺幹部会の結成
　　院長とスタッフ間の連絡体制の改善のために幹部会を結成し、医院の課題を協議する。

❻全体ミーティング改善
　　院長からの連絡に加え、スタッフからの問題提起や提案も義務づける。積極的に提案してみんなで問題解決ができるシステムを構築する。

❼院内イベントの開催
　　コミュニケーション手段として4か月に1回開催する。

❽新人歯科衛生士の指導体制
　　インストラクターを指名して時間外手当を支払って体系的に実施する。

❾賞罰制度の導入
　　永年勤続表彰と年間MVP表彰を開始する。

❿自費治療説明ツールの整備
　　自費治療ポスターの掲示、スクリーンセーバーの設置、自費治療パンフレットの制作など、患者説明ツールを整備する。

⓫院内カンファレンスの開始
　　初診患者の治療計画を全員で共有し、自費治療説明や治療手順の参考にする。

2　ハート面（コミュニケーション）の対策

❶経営理念の確立

　　経営理念を策定し、価値観を共有する。

❷接遇訓練の開始

　　接遇訓練を開始し、医師、スタッフの感じを良くする。

❸自費治療説明の開始

　　自費治療に対する意識を変革し、すべての患者に自費治療を説明するため、シナリオを使って練習を開始する。

❹初診カウンセリング開始

　　初診カウンセリングで患者の信頼感を短時間で獲得する。

3　ハード面の対策

❶ユニットの1台増設

　　チェアを増設し、混雑を緩和する。

❷カウンセリングコーナーの設置

　　初診カウンセリング、自費カウンセリングを開始する。

❸置き看板の設置

　　置き看板を医院前に設置し、医院の視認性を高める。

❹バス放送の開始

　　バスの車内放送を開始し、バス利用者の認知度を高める。

❺医局の2階への移設

　　チェア増設スペースを確保するほか、ミーティングもできるように2階にマンションを借りて医局を移設する。

5　経営改善対策の実施

1　経営理念の策定

次のような経営理念を策定しました。

> おぎはら歯科　経営理念
> 1．おぎはら歯科は、医療人としての使命感をもち、安全安心の医療を提供するための努力を惜しみません。
> 2．おぎはら歯科は、地域に欠かせない医療機関として、患者さまの生涯を通じた医療・介護サービスの提供をめざします。
> 3．おぎはら歯科は、職員の一人ひとりが、ここで働いてよかったと思える医院をめざします。

2　看板の増設

　医院前に置き看板を設置しました。色は、医院カラーのオレンジとして、院内がわかるように写真を入れ、CTと外科処置室、レーザーを装備していることを表示しています。

写真3-2-8　置き看板の設置

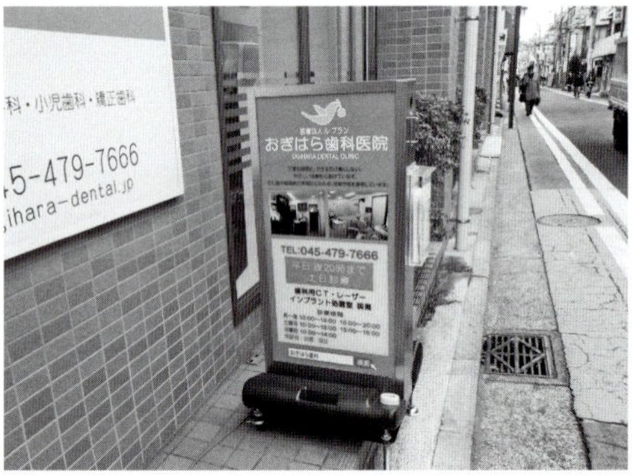

写真3-2-9　植物でやさしい雰囲気づくり

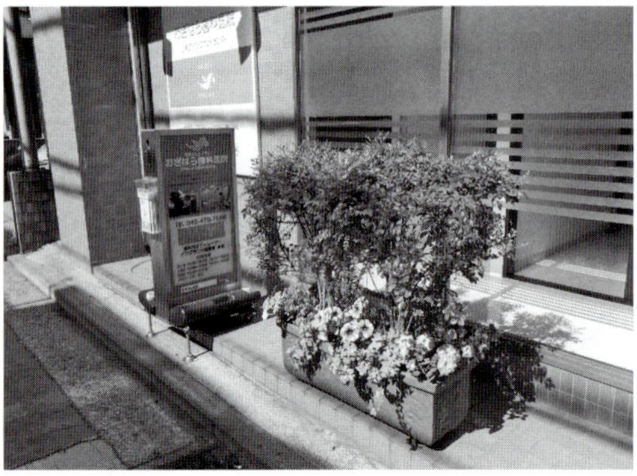

3　リニューアル工事

　チェアを1台増設しました。スタッフ休憩室は2階のマンションの一室を借りて移設しました。その後、患者の状況を見ながらカルテ庫をカウンセリングコーナーにしました。また、院内を土足化し、待合室に小型のイスを2脚増設しました。

図表3-2-5　リニューアル前の平面イメージ図

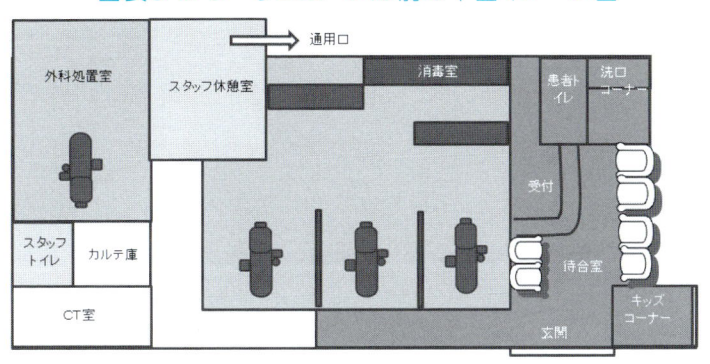

写真3-2-10
リニューアル後の入り口

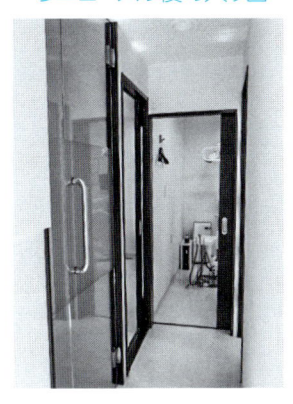

図表3-2-6　リニューアル後の平面イメージ図

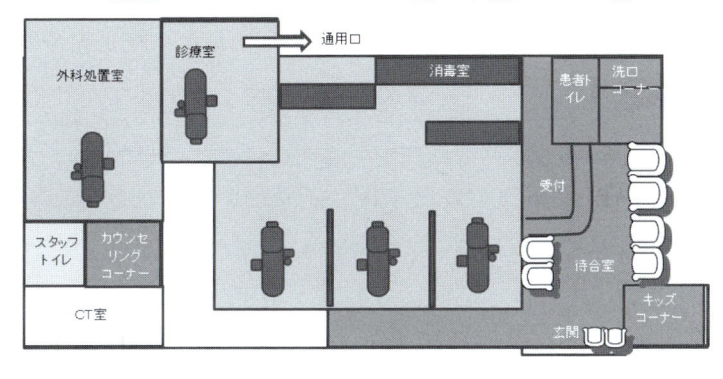

写真3-2-11
リニューアル後の増設チェア

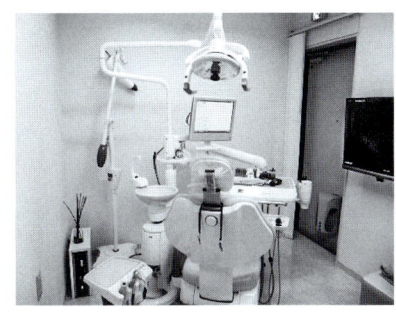

写真3-2-12
リニューアル後のカウンセリングコーナー

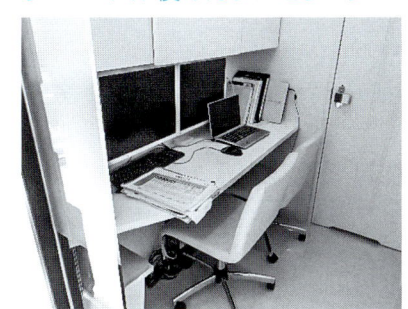

4　ソフト面の対策の実施

　就業規則を策定し、賃金制度は職能資格制度を導入しました。あわせて定額時間外手当を導入しました。また、ベテラン歯科衛生士と院長とコンサルタントで幹部会と人事評価委員会を結成しました。人事評価を導入し、年2回の全員の評価面接を開始しました。2011（平成23）年に医療法人化を終え、狙いどおり歯科衛生士の応募が増

え、定員を充足させることができました。

　残業時間の短縮対策として、片づけの工夫やアポイントの取り方を工夫した結果、以前よりは早く帰れるようになりました。定額時間外手当制も効果があったようです。

　さらに、以前から全体ミーティングを開催していましたが、時間を拡大し、第一木曜日は午前中を休診して、幹部会、接遇訓練、そして全体ミーティングにあてることとしました。この結果、ミーティングが業務の一部であることが理解され、欠席者もなくなり、意見も積極的に出る状態になりました。

　コミュニケーション手段として、サマーパーティーや忘年会、新人歓迎会など、4か月に1回の割合で開催するようにしました。技工士や業者の社員も招待しており、外部も含めたチームワークの向上をめざしています。

　カウンセリングルームを設置したことで、初診カウンセリングを開始できました。初診患者から、「こんなに丁寧に話を聞いてくれたのは初めて」という感想も出ており、短時間に医院に対する信頼感を形成できているようです。さらに、自費カウンセリングについては、毎週院内カンファレンスを開始して初診患者の治療計画を全員に伝えており、自費説明についても歯科医師と歯科衛生士がチームであたれるようにしています。さらに、歯科衛生士による院内研修を開始しました。ベテラン歯科衛生士がテキストを準備し、毎週手技や知識の研修を開催しています。

　また、2013（平成25）年7月から水曜日を診療日として年中無休体制としました。スタッフの協力もあって、患者のアポイントを分散できました。

5　ハート面の対策の実施

　経営理念を策定し、周知させています。価値観と医院のめざす方向を共有化させるためです。また、外部講師による接遇訓練を開始しました。笑顔や挨拶などを患者さんから褒めてもらえる状態になり、スタッフのモチベーションも向上しています。当初は3か月に一度の予定でしたが、毎月実施するようにしています。

　自費治療の説明については、繰り返し自費治療のよさを全体ミーティングで教育し、シナリオを使った練習を繰り返した結果、よい治療を選んでいただきたいという姿勢が定着しました。

写真3-2-13　外部講師による接遇訓練

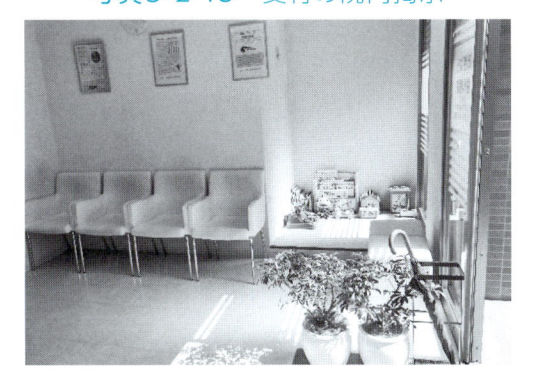

写真3-2-14　サマーパーティー

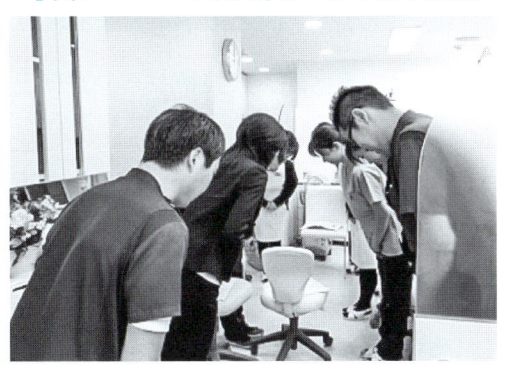

写真3-2-15　受付の院内掲示

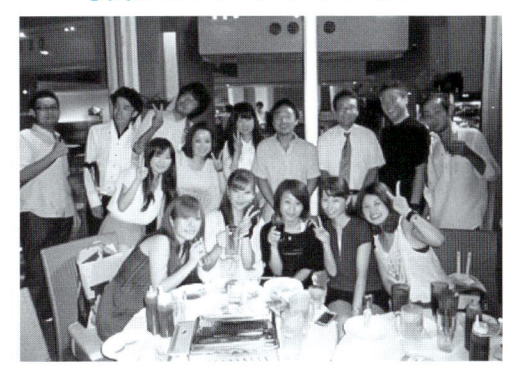

写真3-2-16　診察室の自費治療ポスター

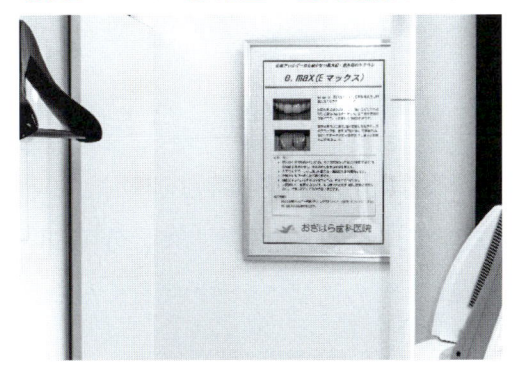

6　総合的リニューアルの成果

2年間の総合的な経営改善活動の結果、次の成果が得られました。

1　経営業績の成果

- 売上高が8.5％増加した。
- 延患者数が21.4％増加した。

2　労務管理面での成果

- 歯科衛生士の退職がゼロになった。
- 歯科衛生士の応募が増え、採用面接で選べる状態となり、社員2名パート2名から、社員5名＋パート2名へ増加した。

3　医療技術面での成果

- 歯科衛生士が院内研修を自主的に運営するようになり、知識と技術レベルが向上した。
- 歯科衛生士がサージテルの双眼ルーペを着用するようになり、技術レベルが向上した。
- 院内カンファレンスによって、初診患者に対する治療方針が共有された。
- 初診カウンセリングによって、患者の信頼感を短時間で獲得できるようになった。
- すべてのスタッフが自費治療の説明をできるようになった。

4　今後の方向性

　今後は、在宅歯科の開始を検討しています。また、患者が増えて院内が手狭になってきたため、将来計画として、分院の開設も検討しています。これからも予防型歯科医院としての高度化を進めて行くため、外部研修にも積極的に参加しています。

【企画・設計・施工業者】
■企画・医業経営コンサルティング
　株式会社M&D医業経営研究所
　（98ページ参照）

■リニューアル工事設計・施工
　有限会社横浜建創
　住所：神奈川県横浜市南区宮元町2-32　睦ビル202
　TEL：045-731-0170

■置き看板
　アールピーアール
　住所：東京都足立区江北6-7-5
　TEL：03-3854-0111

| 事例 3 溝口歯科医院 | 外装と内装、色彩を一貫したテーマで統一 待ち時間のクレームが減少 |

　溝口歯科医院は東京都世田谷区、東急電鉄上野毛駅から徒歩5～6分の住宅街で開業する歯科医院です。駅から交通量の多い環状8号線を渡る、やや不利な位置関係です。ただし、駅側はかなりの激戦区です。

　ユニット台数は3台。溝口先生は予防を重視されており、開業15年を経て老朽化が進んでいますが、口コミが広がり、患者数が増加しています。この状態を継続しさらに伸ばしたいということでリニューアルを決断されました。自費治療を増やしたいということと、初診患者を増やしたいというご希望でした。また、できればチェアに間仕切りを設置して高級住宅街にふさわしい歯科医院にしたいとのことでした。最小限の費用で、最大限の効果をということで、予算1,800万円でスタートしました。

1　医院の状況

1　外観

　東急上野毛駅から徒歩5分ほどの住宅街です。先生の住宅の敷地内にある1戸建ての歯科医院です。建物は普通の住宅にみえてしまい、看板も1枚しかないため歯科医院であることに気づかないような外観でした。

写真3-3-1　リニューアル前の外観①

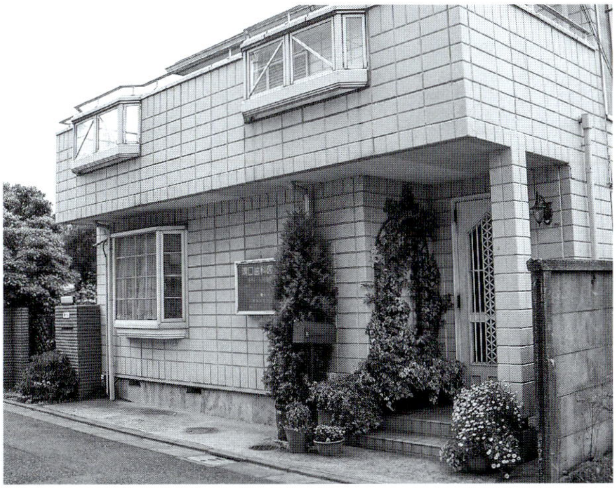

写真3-3-2　リニューアル前の外観②

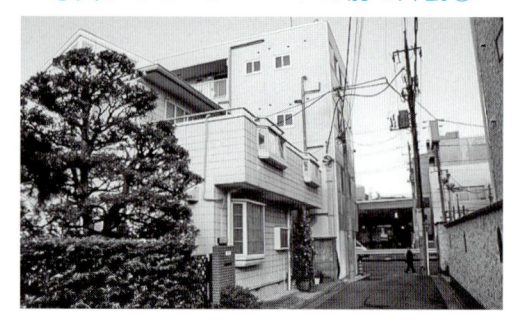

写真3-3-3　リニューアル前の看板

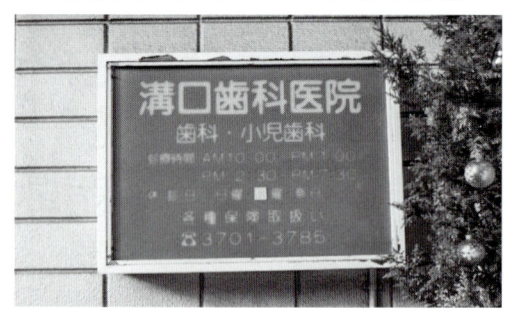

2　待合室の状況

　待合室はアロマが焚かれ、ヒーリングミュージックが流れて落ち着いた雰囲気で、全体に清掃が行き届き清潔感がありました。

写真3-3-4　リニューアル前の待合室

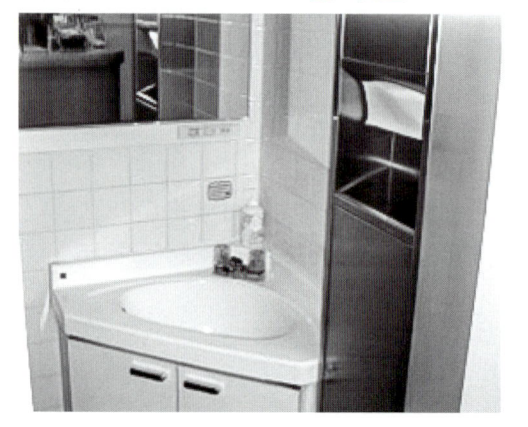

写真3-3-5　リニューアル前の受付

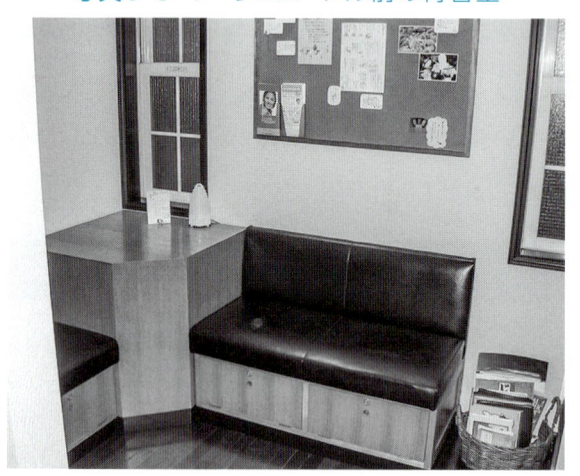

写真3-3-6　リニューアル前の洗口コーナー

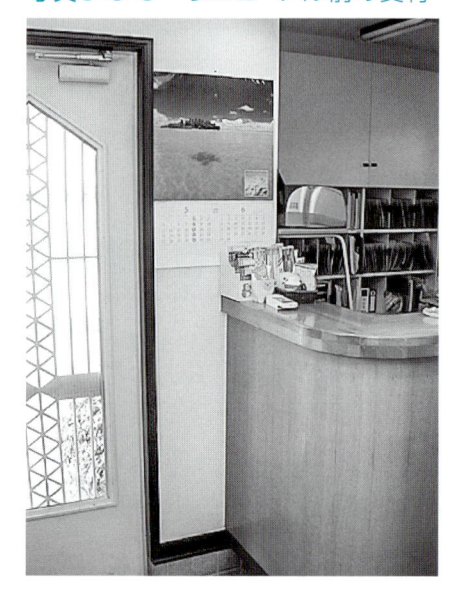

写真3-3-7　リニューアル前の待合室の天井とシーリングファン

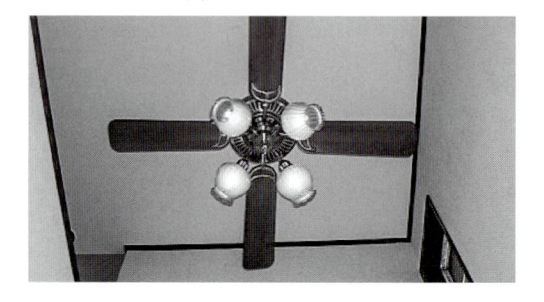

3　診察室の状況

ユニットは3台で、医師2名、歯科衛生士2名で診療にあたっていました。
ユニットの増設は建屋を増築する必要があり、不可能でした。

写真3-3-8　リニューアル前の診察室①

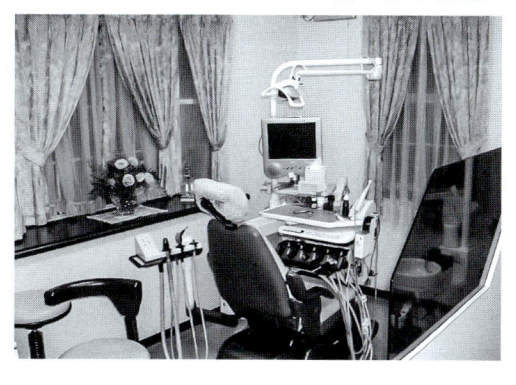

写真3-3-9　リニューアル前の診察室②

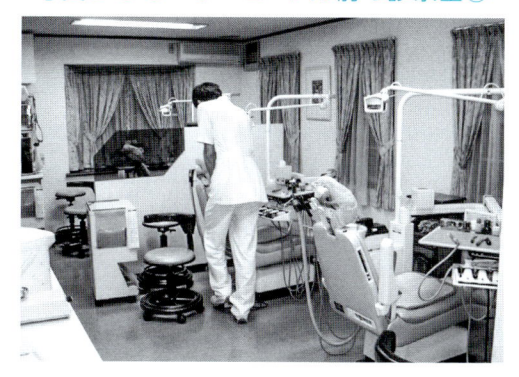

4　バックヤードの状況

消毒コーナーはチェアの後ろに配置されており患者さんから見えてしまうのですが、古くなっていてやや清潔感が感じられない状態でした。レントゲンのデジタル化も課題でした。

写真3-3-10
リニューアル前のバックヤード

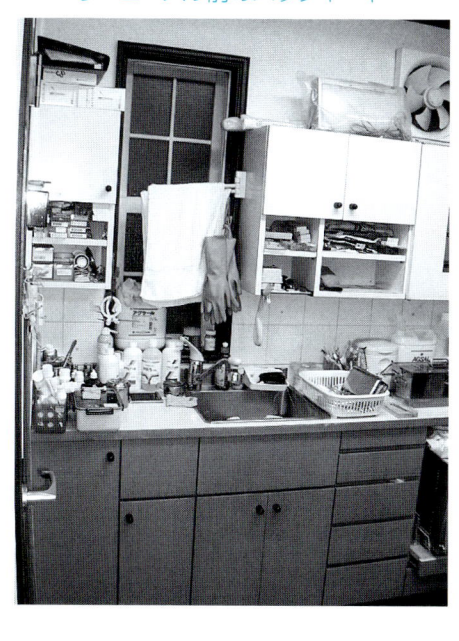

写真3-3-11
リニューアル前のレントゲン室

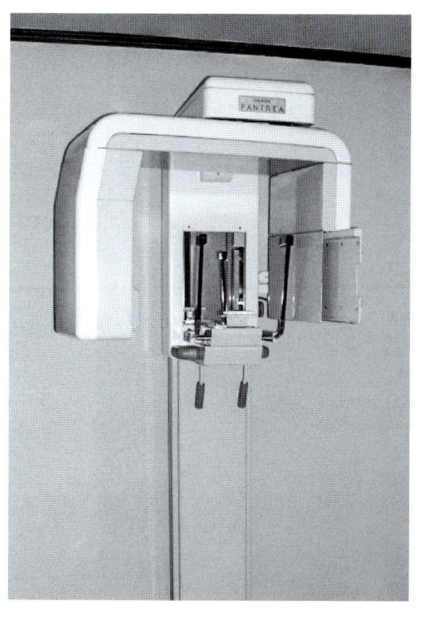

2　外部環境の調査

1　診療圏調査

　診療圏は広く、隣の大型ショッピングセンターである二子玉川駅、そして反対側の等々力駅にまで広がっていました。また過去3年間、すべてのエリアで患者が増えていました。外観の認知性に乏しい歯科医院ですので、口コミの広がりによるものと考えられました。今後は、ホームページと外観、看板のリニューアルでさらに患者が増やせる可能性が高いと予想されました。

図表3-3-1　診療圏調査

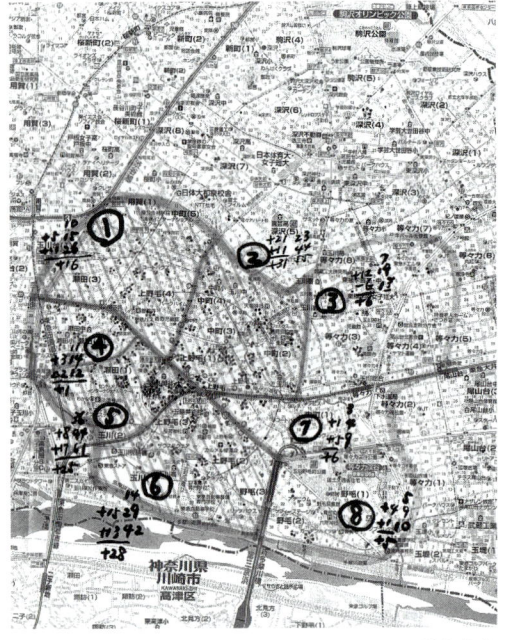

筆者作成

2　競合分析

　上野毛は世田谷区でも人気の場所であり、駅前は多くの歯科医院が開業している激戦区です。商店街もあり、リニューアルをして競合力が強そうな医院もありました。

図表3-3-2　競合分析

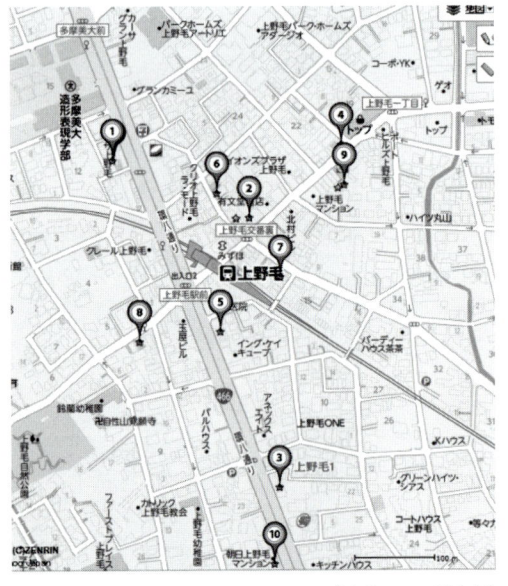

(iタウンページより)

3　内部環境変化の調査

1　男女別5歳刻み患者数調査

患者層は、35歳から40歳のお子様連れの女性患者が多いことがわかりました。近所には、金融機関の社宅が多数あり、そこから通われている方が多いようでした。

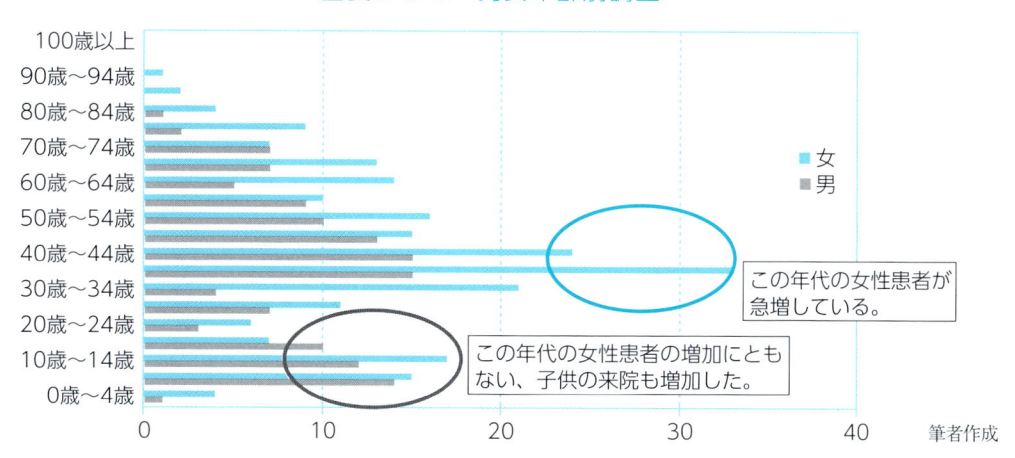

図表3-3-3　男女年齢別調査

この年代の女性患者が急増している。

この年代の女性患者の増加にともない、子供の来院も増加した。

筆者作成

患者イメージ調査は図表3-3-4のように非常に良い結果でした。このアンケート結果では、「非常に」と「やや」の合計で満足度を判定しています。濃い色は90％以上の患者が満足し、薄い色が80％以上の患者が満足したことを表しています。100％の項目も多数あり、当社がこれまで依頼を受けた歯科医院のなかでは最高レベルの評価でした。

明るく、清潔で、待たせ

図表3-3-4　患者イメージ調査

溝口歯科医院　患者さまアンケート集計結果

		非常に	やや	普通	やや	非常に		合計	溝口歯科
1	明るい	36	12	2	0	0	暗い	50	96.0%
2	新しい・近代的	9	18	19	2	0	古い・歴史ある	48	56.3%
3	おしゃれ・都会的	7	17	20	3	0	まじめ・野暮ったい	47	51.1%
4	清潔	40	7	3	0	0	きたない	50	94.0%
5	先端技術	24	12	10	0	0	古い技術	46	78.3%
6	待たせない	40	8	2	0	0	待たせる	50	96.0%
7	丁寧	46	4	0	0	0	乱暴	50	100.0%
8	やさしい	42	7	0	1	0	こわい	50	98.0%
9	痛くしない	33	12	2	0	0	痛くする	47	95.7%
10	値段が高い	1	6	35	2	3	値段が安い	47	85.1%
11	ドクターの感じが良い	43	4	3	0	0	ドクターの感じが悪い	50	94.0%
12	スタッフの感じが良い	46	3	1	0	0	スタッフの感じが悪い	50	98.0%
13	頼りになる	45	5	0	0	0	頼りない	50	100.0%
14	上手	43	5	1	0	0	下手	49	98.0%
15	手際が良い	41	8	1	0	0	手際が悪い	50	98.0%
16	患者の身になる	40	9	0	0	0	医院の都合を優先する	49	100.0%
17	安心できる	45	5	0	0	0	不安になる	50	100.0%

アンケート　50　　　　　　　　　　　　　　　　　　全体　90.5%

筆者作成

ず、丁寧、やさしく、痛くない処置、値段も高くなく、ドクターやスタッフの感じが良く、頼りになり、技術が上手で、手際が良く、患者の身になってくれ、安心できる、というイメージが共有されていました。しかし、古い、野暮ったい、古い技術、というイメージもあり、ハード面のリニューアルの必要性を裏づけていました。

2　スタッフ意識調査

　スタッフの意識も良好で、患者の評価が高いこの医院に勤めていることに誇りを感じているようでした。

4　経営戦略の検討

1　リニューアルの全体計画の検討

　隣接地が空き地でビルの建築計画があったため、図表3-3-5のようにその1階を借りて増床するプランも含めて検討しました。このビルには駐車場がないほか近所にコンビニエンスストアが多く開業しているため、何らかの医療機関や美容院が入る可能性がありました。そうなると将来相乗効果も期待できるので現状の建物内でのリニューアルにとどめるほうが得策という判断になり、図表3-3-5-③のプランCになりました。

2　リニューアル計画の策定

（1）ターゲット患者層の設定

　これまでの調査結果をもとに院長と協議し、ターゲット患者層を設定しました。

●リニューアルのイメージ戦略のターゲット
35～45歳の女性。金融機関の社宅があり、高所得層。子どもがいる。
歯周病が心配で予防に通院する患者が多い。審美補綴を希望する患者が多い。
自費治療率60％。審美補綴を中心としてインプラントは中心におかない。

図表3-3-5-①　イメージ図　プランA　　　図表3-3-5-②　イメージ図　プランB

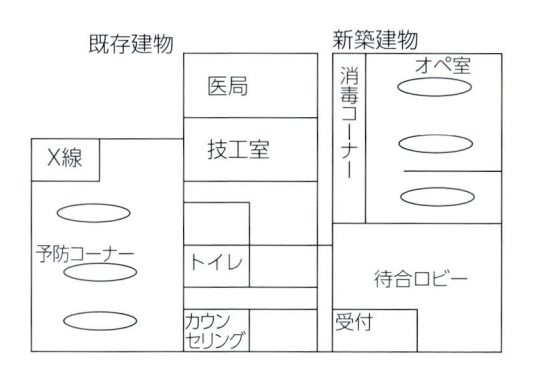

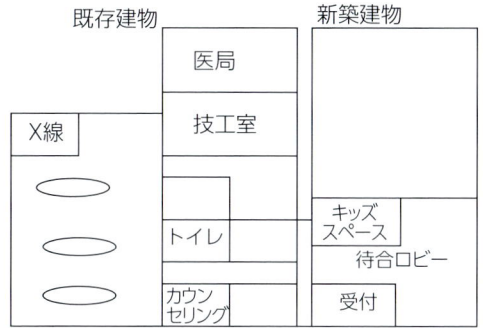

図表3-3-5-③　イメージ図　プランC

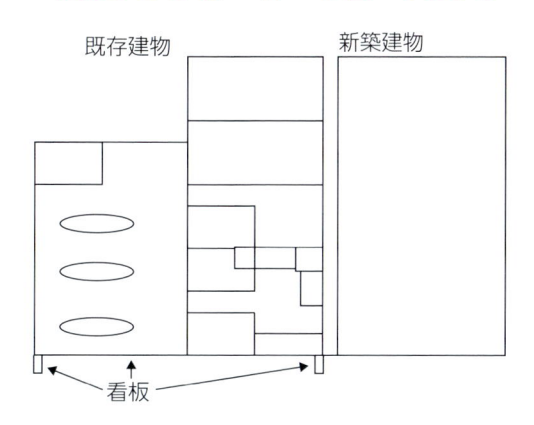

3　ハード面の対策

次の項目を検討し、実施事項を決定していきました。
- ホームページの閲覧率は高いので今回は触らない。
- 駐車場が1台しかないがスペースがなく増設できない。
- オペ室の増設はスペースがなく不可能。
- ユニットの増設はスペースがなく不可能。
- キッズコーナーを検討する（最終的に断念）。
- カウンセリングルームはスペースがなく設定不可能。
- 受付回りをスッキリと見せたい。
- 都会的で落ち着けるインテリアにしたい。
- 診察室はプライバシーに配慮して間仕切りを設けたい。

- 認知効果の高い看板にしたい。
- 工事は2009（平成21）年2月の連休を中心に、1週間＋土日で仕上げる。

⬇

❶看板のリニューアル

　　デザインを変え、壁面の看板に加えて袖看板と置き看板を増設しました。

❷待合室のリニューアル

　　マリンリゾートの雰囲気にして土足化しました。

❸海水熱帯魚水槽の導入

　　キッズコーナーが設置できないため、子どもに人気がありリゾートの雰囲気が出せる大型の海水熱帯魚の水槽を設置しました。

❹チェアに間仕切りを設置

　　スペースが狭いので幅を可変できるものにしました。

❺消毒コーナーのリニューアル

　　予算の都合から交換できないので、前面にダイノックシートを貼ってイメージを変えることにしました。

❻バックヤードのリニューアル

　　冷蔵庫、洗濯機などのバックヤードを広げ、スタッフルームを2階応接室へ移転させました。

❼デジタル化

　　デジタルレントゲンを導入しました。

❽ユニット交換

　　ユニットを新しいものに交換しました。

4　ソフト面の対策

❶スタッフミーティングの開始

　　まず、リニューアルを行った他の医院の見学会を実施しました。その結果を踏まえて、リニューアルに関してのスタッフからの使い勝手などの希望を集め、工務店と一緒に工夫を重ねていきました。

❷自費治療説明の研修

　　自費治療の長所と必要性を繰り返し説明して、高価格であることの抵抗感を少

なくしました。

❸自費治療のツール整備

自費治療のパンフレットなどのツールを整備しました。

❹スクリーンセーバー導入

医院のデジタルレントゲンのディスプレイに、医院の診療方針と自費治療の情報をヒーリング画像とともに映写するスクリーンセーバーを導入し、患者に自費治療への気づきを与えられるようにしました。

❺目標管理の導入

患者数の目標管理と自費販促のインセンティブを設定しました。

図表3-3-6　リニューアルに関するスタッフの要望（一部分）

重要度	摘要	項目	備考
◎	外装	看板	
◎	外装	外壁塗装・防水	
◎	医療設備	ビジュアルマックス	口腔内カメラ、DVD
◎	医療設備	ユニット	
○	医療設備	強酸性水機	
△	医療設備	マイクロスコープ	
△	医療設備	レーザー	中古CO2レーザー
△	医療設備	高周波治療費	
△	医療設備	デジタルレントゲン	
◎	診察室	パーテーション	準個室化
◎	診察室	カウンセリングルーム	
◎	診察室	冷蔵庫を大型にしたい	
◎	診察室	水周りと動線	
◎	診察室	受付の診察室側の目隠し	
○	診察室	パーテーション、出窓横の水道復活	
◎	待合室	キッズスペース、授乳スペース	
◎	待合室	パウダールームの充実	洗面台　紙コップ、リンス、置ける
◎	待合室	トイレ、洗面所をくつろげるように	
◎	待合室	冷水器　おいしい水　待合室に配置	
◎	待合室	玄関チャイムがわかるようにする	
◎	待合室	花、アロマを置く棚	
○	待合室	子ども用の低い洗面台	
○	待合室	本棚もう少し置けるように（以下略）	

筆者作成

❻内覧会の開催

　1か月前から従来の患者に案内状を発送し、1日だけ実施しました。特に業者には依頼しませんでしたが、多数患者が来院してくれました。

図表3-3-6は、リニューアルに際して、スタッフからの要望をとりまとめたものの一部分です。リニューアルの設計者にも参加していただき、重要度を一緒に評価して、導入するもの、導入しないものを決めていきました。このプロセスを通じて、「自分たちのリニューアル」という意識が共有されていきました。

このようなプロセスを設けることで、リニューアルへのスタッフの参画意識が醸成され、医院に対する帰属意識が高くなるほか、スタッフの意見を取り入れることで使いやすい配置計画などを実現できます。

5　ハート面の対策

スタッフの意識を向上させるため、次の項目を実施しました。

❶接遇訓練の開始

　医師、スタッフの感じを良くするため、スタッフミーティングで接遇訓練を開始しました。

❷自費治療説明の開始

　これまでは主にドクターが実施していましたが、自費治療に対する意識を変革し、すべての患者に自費治療を説明するようにしました。そのため、シナリオとツールを使って練習を開始しました。

5　経営改善対策の実施

1　看板の増設

看板デザインを変更し、医院前に袖看板を設置しました。色は、医院カラーのブルーとしました。デザインは医院のスタッフの一人が作ったものです。

2　エントランスのリニューアル

エントランスを広げ、階段に手すりをつけて歯科医院らしくしました。

写真3-3-12　看板

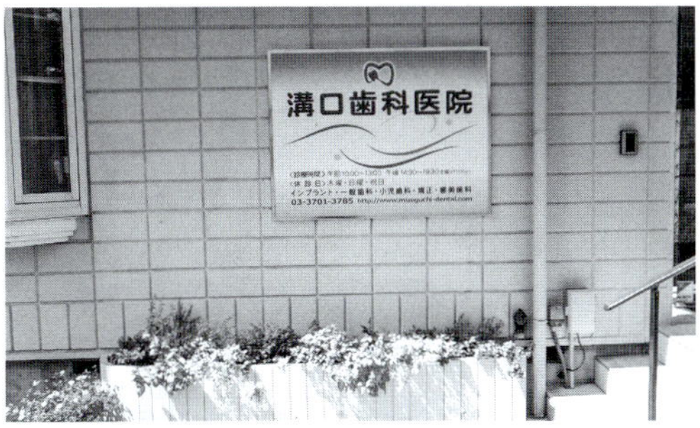

写真3-3-13　袖看板

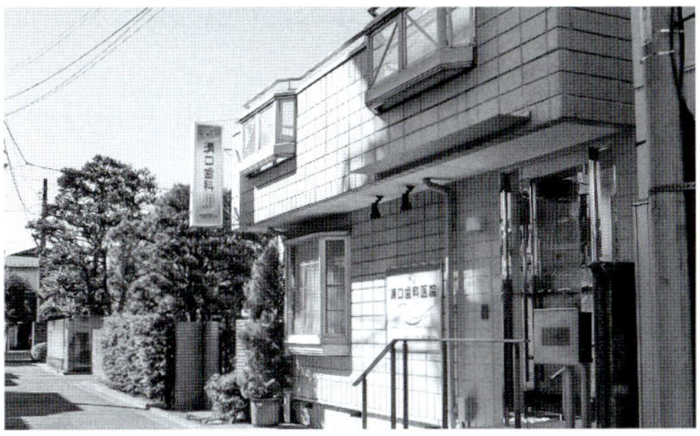

写真3-3-14　エントランス①

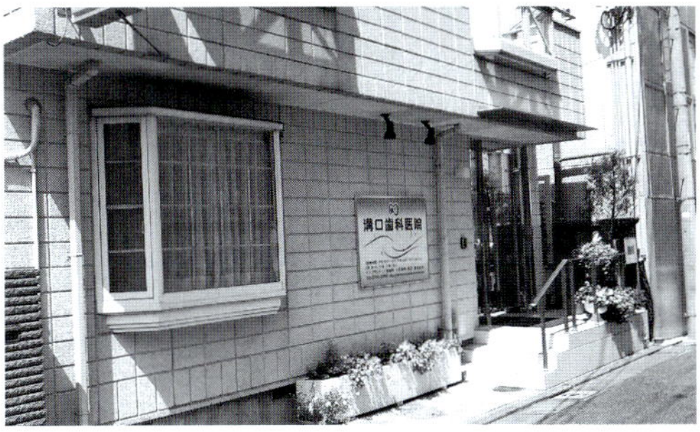

写真3-3-15　エントランス②

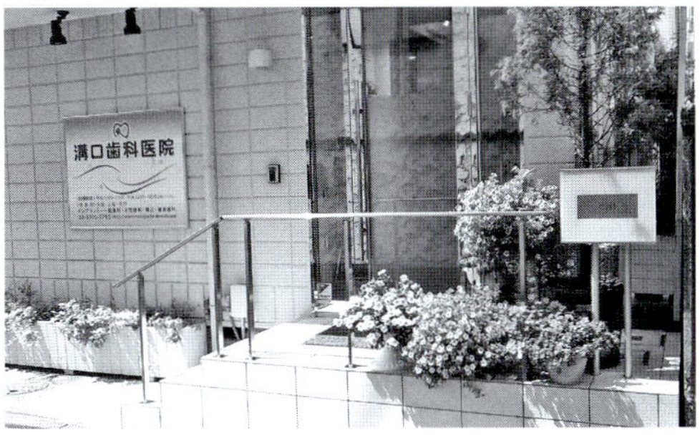

3　待合室のリニューアル

　土足化し、タイルカーペット敷きとして、マリンリゾートをイメージした空間としました。

　大型の海水熱帯魚の水槽。子どもだけでなく、大人にも癒されると人気があります。待ち時間に対するクレームが減少しました。

写真3-3-16　待合室

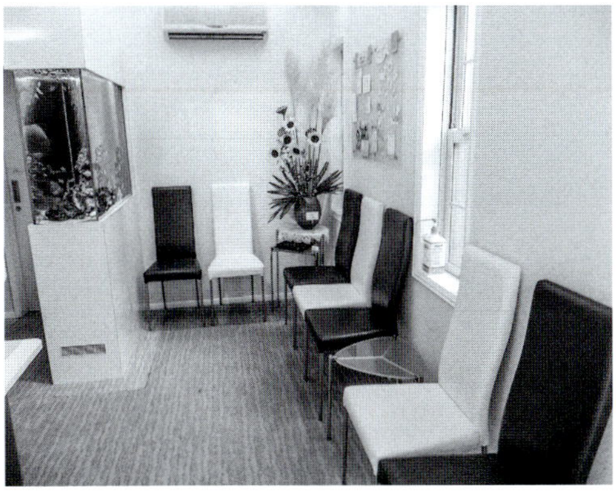

写真3-3-17　待合室にある水槽

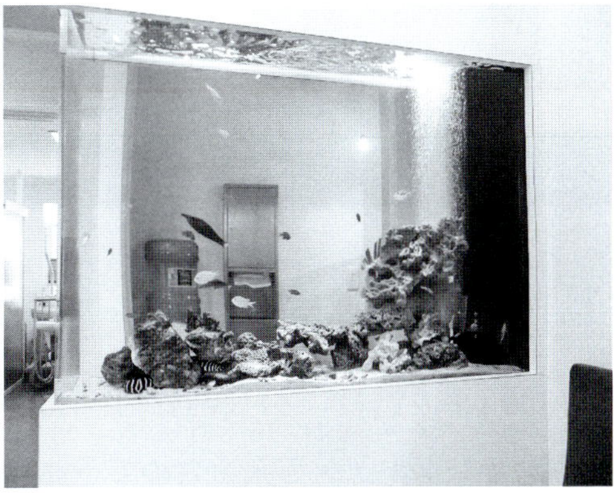

4　診察室のリニューアル

　プライバシーの確保と、患者導入の動線を妨げないため、開閉できる間仕切り（パーテーション）を工夫して設置しました。

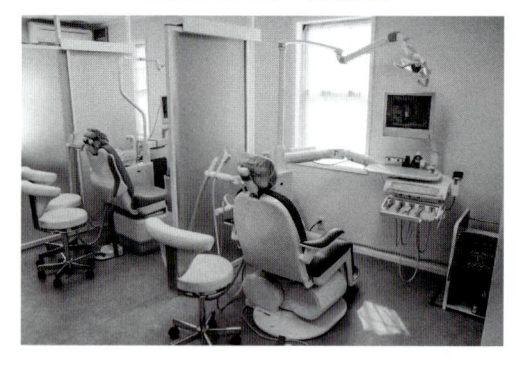

写真3-3-18　診療室

写真3-3-19　開閉できる間仕切り

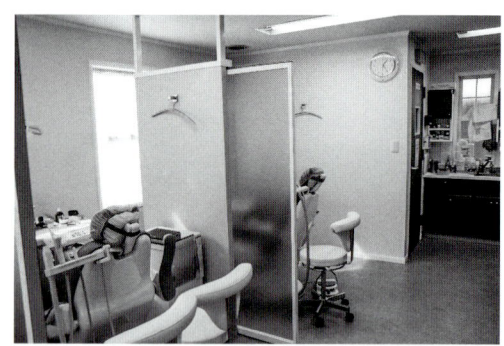

5　バックヤードのリニューアル

　青色のダイノックシートを貼って、海のイメージに合わせるとともに、清潔感を演出しました。

写真3-3-20　バックヤード①

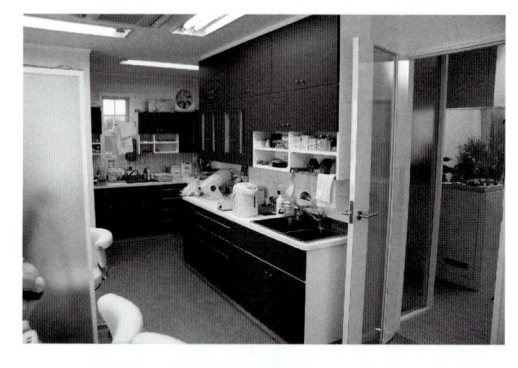

写真3-3-21　バックヤード②

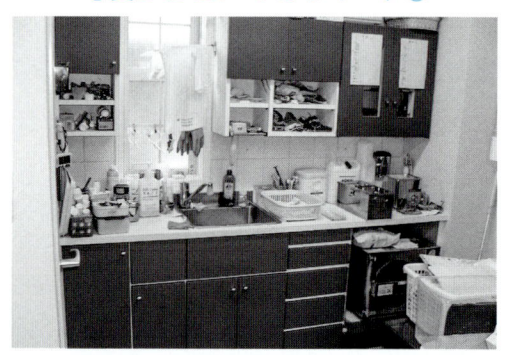

6　総合的リニューアルの成果

1　経営業績の効果

●2009（平成21）年２月竣工。工事は予算内の1,050万円で完成。ユニット交換、デジタルレントゲン導入を含めて予算内におさまりました。

- 初診患者が激増して３倍になりました。再初診患者も増加し、総患者数が70％アップとなりました。
- スタッフの自費治療カウンセリング研修の効果が出ており、自費治療率が向上しています。
- 待合室のリニューアルと海水熱帯魚水槽で、待ち時間に対するクレームが減少しました。

【企画・設計・施工業者】

■企画・医業経営コンサルティング
　株式会社M&D医業経営研究所
　（98ページ参照）

■リニューアル工事設計・施工
　大勝建設株式会社（介護事業本部）
　住所：神奈川県茅ヶ崎市中海岸1-1-58
　TEL：0467-86-2600

コラム

「ヒヤリハットノート」「ご賞辞ノート」「クレームノート」を作ろう

「機転、気配り、思いやり」ということばがあります。これは、患者さんに気持ちよく診療を受けていただくために大切な心がけのことであり、「とっさの場合への対応力を高めること」、「あらかじめ予想される事態に備えて準備や対応をしておくこと」そして、「常に自然な気配りや機転を効かせる心構えをもつこと」です。

歯科医師も、歯科衛生士も、受付も、歯科助手も、毎日患者さんのカルテを用意し、どんな患者さんがどんな状況で来院されるのかを考えて当日の処置の準備をしていると思います。このとき、その患者さんに特に必要なものはないか、前回の会話なども調べて会話の準備をしたり、怖がりの患者さんにはできるだけ「大丈夫ですか？」と声をかける、お誕生日の患者さんにはひとこと「お誕生日おめでとうございます」と声をかけるなど、気配りも準備しておきます。さらに、とっさの場合にどんな行動をすればよいのか、どんな機転が喜ばれるのかについて日頃から話し合っておくのです。

この機転、気配りをさらに高度化させるには、「もう少しで医療事故になるところだった」「こんなことでクレームになってしまった」「こんなことで喜んでいただけた」という気づきが必要です。医師やスタッフの一人ひとりがどんなことで喜んでもらえたのか、クレームになってしまったのか、医療事故になりそうになったのかに気づくことで、気配りや機転を高度化させることができるようになります。また、どんな機転、気配りや工夫が患者さんに感謝されたのかも共有する必要があります。そのために、「ご賞辞ノート」と「クレームノート」「ヒヤリハットノート」が重要な役割を果たします。

「ご賞辞ノート」は、患者さまに褒めていただいたり感謝していただいたりした内容を書いておくノートです。「クレームノート」には、どんなことでクレームをいただいたかを書いておくノートです。不満を持った人の10人中9人は何も言ってくれないので、クレーム情報から不満足を把握する必要があるのです。「ヒヤリハットノート」には、インレーを飲み込ませそうになったなど、医療事故や危なかった事件を記録しておきます。そしてなぜそうなったのか原因を話し合い、再発防止を考えます。これらのノートは内容を毎月のスタッフミーティングで読み上げます。よかったことは全員に共有化し、悪かったことは再発を防止するためです。

有名旅館の女将も、百貨店や航空会社のCAも、ご賞辞やクレーム情報を共有し、一人ひとりの体験とあいまって高度な機転、気配りを身につけていきます。こうした企業では、何冊もの「ご賞辞ノート」や「クレームノート」に記録された先輩たちの体験が財産になっているのです。筆者は、リニューアルのコンサルティングを開始した医院では、最初にこの3つのノートを作っていただき、スタッフミーティングで話し合っていただくようにしています。

事例 4 継続的に経営改善対策を実施 成長し続ける医院

医療法人至誠会 たんぽぽ歯科医院

　医療法人至誠会たんぽぽ歯科医院。神奈川県海老名市、小田急線、相鉄線海老名駅徒歩10分、小田急線、JR相模線厚木駅徒歩6分。ユニット台数12台（当初3台）。近隣は住宅街ですが、1kmほどにチェア10台程度の大型歯科医院が3軒開業している地域です。当院は当初は3台からのスタートでしたが、現在では12台になっています。

　2005（平成17）年の6月頃、院内でスタッフ間のいじめがあり、早いうちに人事労務対策によってスタッフを安定化させたいということでご相談がありました。そして、増患と自費治療増大のマーケティング対策を開始するほか、必要があればハード面のリニューアルも検討するということでスタートしました。

　2階のワンフロアで開業して約10年、順調に業容を拡大し、今では3階建てのビル1棟になりました。さらに、2014（平成26）年には新館がオープンし、ユニット台数合計21台の大型歯科医院になる予定です。この間、いろいろな経営改善対策を実施してきました。

　リニューアルは一度だけすればよいものではありません。外部環境の変化や内部環境の変化に合わせて、継続して実施していく必要があります。たんぽぽ歯科の継続的な変革の事例をご紹介します。

1　第一次リニューアル　～人事労務対策とマーケティング対策の開始～

1　医院外観

　交通量の多い交差点に面して建つビルのテナント開業で、2階のワンフロアに開業していました。1階はビデオショップ、3階には保育園が入っていました。
　院長の柳田先生は、看板による視認性と認知度を高めるため、大型の看板を医院と

駐車場に設置されていました。

　診療時間は、午前10時から午後8時までとして、近隣の医院よりも30分〜1時間長く設定していました。

　診療圏を広げ初診患者を増やすため、日曜診療を開始し、年中無休体制としました。また、チェアを3台から4台に増設しました。

写真3-4-1　リニューアル前の外観

2　待合室の状況

　待合室は清潔感があり、十分な人数が座れるソファと、キッズコーナーも設置されていました。

写真3-4-2　リニューアル前のキッズコーナー

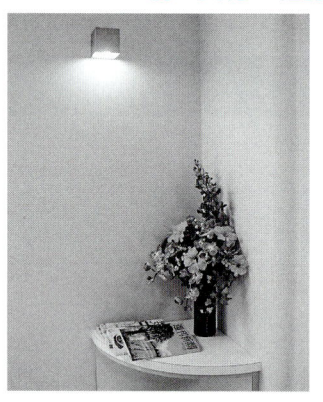

写真3-4-3　リニューアル前の受付

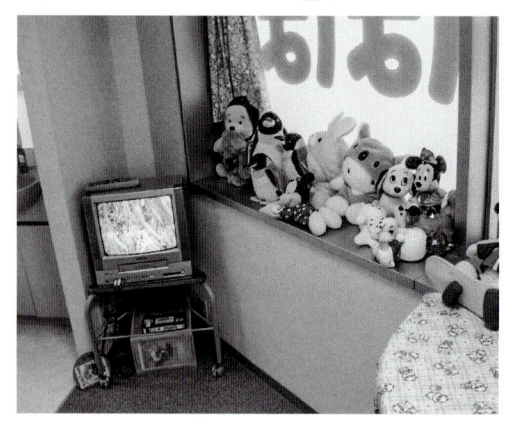

写真3-4-4
リニューアル前の受付　雑誌の台

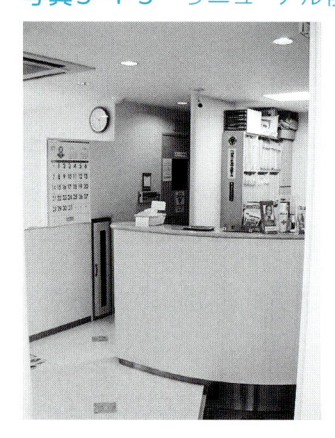

写真3-4-5
リニューアル前の待合室

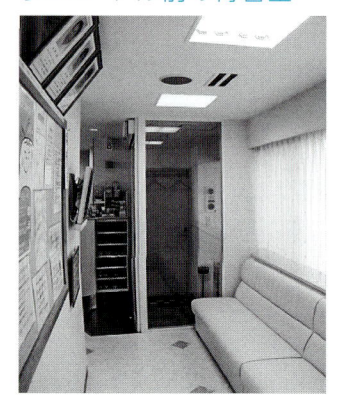

3　診察室の状況

　ユニットは4台で、デジタルレントゲンを装備していました。スペースに余裕はないのですが、スタッフの動線が短くなるように設計されていました。

写真3-4-6　リニューアル前の診察室①

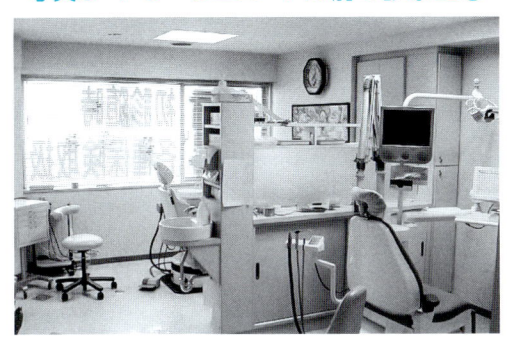

写真3-4-7　リニューアル前の診察室②

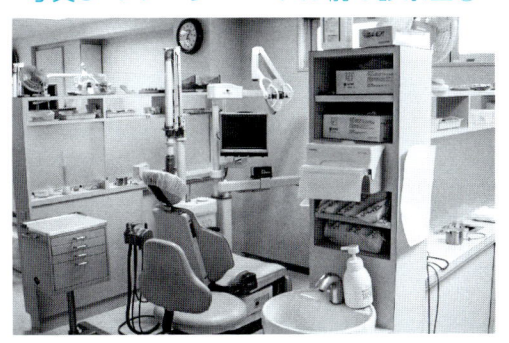

2　外部環境の調査

1　診療圏調査と競合分析

　診療圏調査を行ったところ、診療圏は小田急線の西側と北側に広がっており、西側は相模川で診療圏が切れていました。また、海老名駅近くに約10軒の歯科医院が開業していました。このなかには著名な大型医院が数軒ありましたが、影響は受けていないようでした。

図表3-4-1　診療圏調査

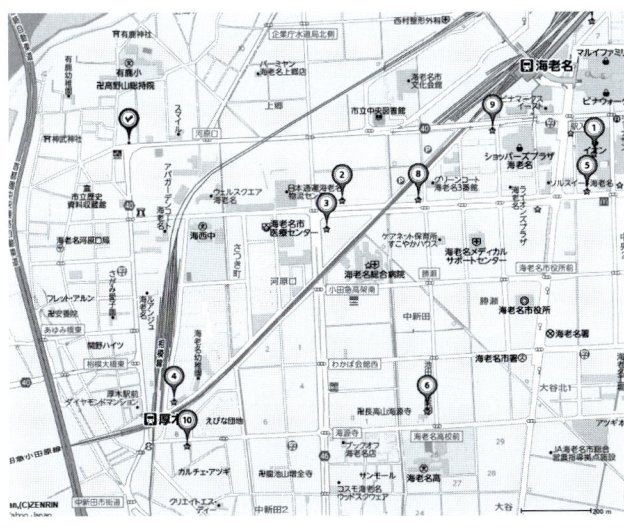

（iタウンページより）

2　患者イメージ調査

患者イメージ調査は良い結果でした。図表3-4-2は2007（平成19）年の調査結果です。丁寧で、明るく、新しさがあり、清潔で、先端技術を使っており、待たせず、やさしく、痛くない処置、値段は高くなく、ドクターもスタッフも感じが良い、頼りになり、上手で手際がよく、患者の身になり、安心できる、というものでした。患者にはスタッフ間のトラブルは伝わっておらず、特に問題はないと考えられる状態でした。

その後、この調査は毎年1回実施しており、勤務医が増えてきたため、今ではドクター別の分析も実施しています。

図表3-4-2　患者イメージ調査

1．たんぽぽ歯科　患者アンケート項目の分析結果について

		非常に	やや	普通	やや	非常に		合計	%
1	明るい	22	17	10			暗い	49	79.6%
2	新しい・近代的	12	23	13			古い・歴史ある	48	72.9%
3	おしゃれ・都会的	6	20	21			まじめ・野暮ったい	47	55.3%
4	清潔	22	18	9			きたない	49	81.6%
5	先端技術	10	27	7	0	1	古い技術	45	82.2%
6	待たせない	20	20	7	3		待たせる	50	80.0%
7	丁寧	38	9	3			乱暴	50	94.0%
8	やさしい	40	8	2			こわい	50	96.0%
9	痛くしない	32	11	7			痛くする	50	86.0%
10	値段が高い	3	4	41	1	1	値段が安い	50	14.0%
11	ドクターの感じが良い	36	12	2			ドクターの感じが悪い	50	96.0%
12	スタッフの感じが良い	35	12	3			スタッフの感じが悪い	50	94.0%
13	頼りになる	27	15	8			頼りない	50	84.0%
14	上手	25	17	7			下手	49	85.7%
15	手際が良い	24	17	9			手際が悪い	50	82.0%
16	患者の身になる	29	13	8			医院の都合を優先する	50	84.0%
17	安心できる	31	15	4			不安になる	50	92.0%
								49	80.0%

筆者作成

3　5歳刻み男女別患者調査

患者の年齢層は、小さな子どもから高齢者までバランスよく広がっていました。特に、5～9歳の小児と30～40歳の患者層が多いのが特徴でした。

小児を意識した名称と、ロゴマークが寄与しているものと考えられました。

4　スタッフ意識調査

　朝礼も全体ミーティングもなく、漫然と始業して診療を始めている状態でした。忘年会なども実施しておらず、医師とスタッフがお互いに「仕事だけのつきあいでお互いによく知らない」という状態でした。分析の結果、コミュニケーションの悪さが「私だけが損をさせられているのでは」との不信感に結びつき、スタッフ間の人間関係を阻害している状態と見られました。コミュニケーションが改善すれば、進んでお互いにフォローをするようになり、職場の雰囲気も明るくなります。医師、スタッフ相互のコミュニケーションの改善が急務でした。

図表3-4-3　医院のロゴマーク

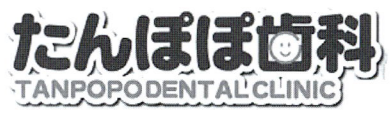

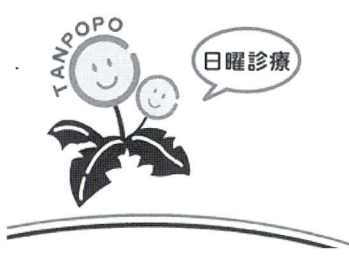

3　経営戦略の検討

　2005（平成17）年、調査結果をもとに院長と協議し、次の対策を順次実施することにしました。当初は人事労務対策に重点を置いた経営戦略でした。

1　ソフト面の対策

❶コミュニケーションの改善

　朝礼、全体ミーティングを開始して、医院からの情報伝達とスタッフからの問題提起ができるように朝礼、全体ミーティングなど公式のコミュニケーションを整える。次に、人間的なコミュニケーションができるように、サマーパーティーを開催して、非公式のコミュニケーションを整える。

❷人事評価の導入

　馴れ合いではなく、信賞必罰の組織風土を形成するため、人事評価制度を導入する。

❸就業規則の策定

　就業条件を明確にし、スタッフに安心感を与える。

❹奨金制度の改善

　職能評価制度を導入し、能力にあった賃金制度とする。

❺幹部会の結成

院長とスタッフ間の連絡体制の改善のために幹部会を結成し、医院の課題を協議する。

❻歯科衛生士の獲得

歯科衛生士が1人もいないため、募集条件を工夫し、パートでもよいので、とにかく1人採用する。

❼賞罰制度の導入

いじめなどの就業規則違反に対する罰則を設けたほか、永年勤続表彰と年間MVP表彰を開始する。

❽自費治療説明ツールの整備

自費治療ポスターの掲示、スクリーンセーバーの設置、自費パンフレットの制作など、患者説明ツールを整備する。

❾自費治療の価格設定の見直し

近隣の歯科医院の価格水準を見ながら、主婦層にややお得感のある価格水準に改定する。

❿医療サービスの変革

定期予防を導入し歯科衛生士の手技を強化する。インプラントの開始、3MIXの導入、ホワイトニングの導入、セラミック修復の導入、ノンクラスプデンチャーの導入、その他、医療サービスを強化し患者選択の幅を広げる。

⓫紹介制度の強化

紹介していただける患者の特定と、紹介で来られた患者、紹介していただいた患者へのサービスの工夫。

⓬日曜診療の開始

日曜診療を開始して、年中無休体制とする（そのために週休3日制、10時間労働を導入する）。

2　ハート面（コミュニケーション）の対策

❶経営理念の確立

経営理念を策定し、価値観を共有する。

❷自費治療説明の開始

自費治療に対する意識を変革し、すべての患者に自費治療を説明するため、シナリオを使って練習を開始する。

❸ 接遇研修の開始

接遇マニュアルを作成し、接遇能力を向上させる。

❹ 教育研修の開始

歯科助手の戦力化のため、実務研修とマニュアルを作成する。

3　ハード面の対策

❶ ユニットの1台増設

チェアを増設し、混雑を緩和する。

❷ 看板の増設

医院前の駐車場に大型の看板を設置して視認性を高める。

❸ 置き看板の設置

置き看板を診療圏の端の交通量の多い道路に設置し、誘導効果を高める。

❹ 将来の拡張の検討

1階のビデオショップが退去した場合に増床をできるよう家主に依頼しておく。

写真3-4-8　駐車場の看板

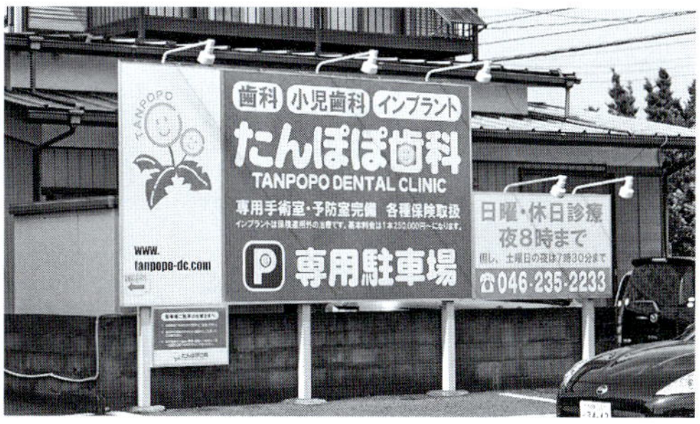

写真3-4-9　野立て看板

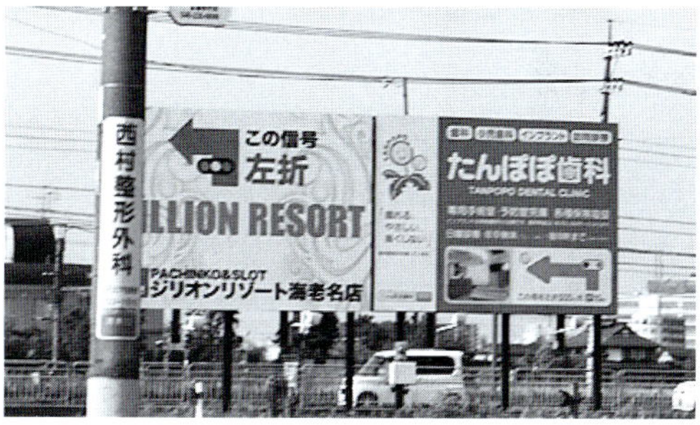

4　経営戦略の実施

このような対策を着実に実施した結果、効果は急速に現れました。

❶ ソフト面の効果

院内は落ち着きを取り戻し、それにつれて患者数が増加し、自費治療売り上げも増え始めました。歯科衛生士は最初にパートタイマーを1人採用でき、続いて常勤

1人を採用できました。その後、次第に歯科衛生士の人数も増え4人体制になりました。

自費治療のメニューが増えたことで、自費率が向上しました。3MIXの導入とホームページでの広告で、静岡県から患者が来院することもありました。

写真3-4-10
初期のスタッフミーティング風景

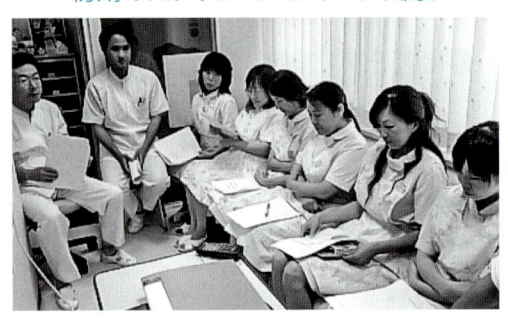

❷ハート面の効果

自費治療の説明を自然に行えるようになりました。また、接遇マニュアルによって患者対応がやや改善しました。

❸ハード面の効果

看板の増設や野立て看板の設置などによって認知度が向上し、初診患者が増加しました。

❹対策の効果

本格的に経営戦略を稼働させた2003（平成15）年秋から2006（平成18）年までに、患者数は1.7倍になりました。急病で院長が倒れ、理事長が年中無休体制で増加した患者をこなすという危機的な状態もありましたが、それを乗り越え、6か月後に

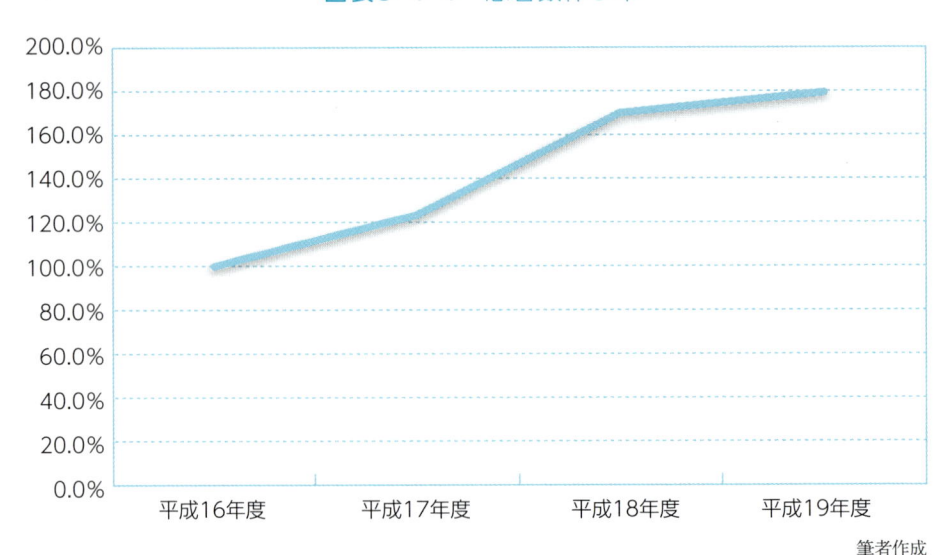

図表3-4-4　患者数伸び率

筆者作成

院長が職場に復帰しました。

5　第2次リニューアル　〜3階への増床〜

　月間延べ患者数が1,000人を超えるようになり、4台では手狭になったので1階への移転を計画していました。ちょうど1階のテナントが退去しましたが、家主は1階を貸してくれず、なんとアダルトビデオ店が入居しました。その結果、3階の保育園が退去しました。2007（平成19）年に、空いた3階に増床することにしました。

❶ハードのリニューアル対策

　3階に予防室とインプラントの手術室、カウンセリングルーム、レントゲン室（デンタル用）、スタッフルームを設置しました。歯科用CAD／CAMセレック3Dを導入し、セラミック修復を強化しました。さらに、スペースに余裕ができたので、中待合を置いてマッサージチェアを設置しました。2階へのリフトも設置して、高齢者の来院に備えました。また、AEDを設置して救命訓練を実施し、緊急安全対策を強化しました。

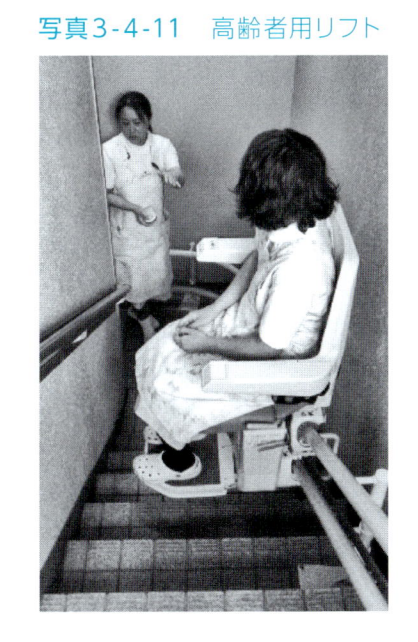

写真3-4-11　高齢者用リフト

❷ソフト面のリニューアル対策

　在宅歯科診療を開始するとともに、本格的に予防定期管理を開始しました。「たんぽぽクラブ」という予防会員制度を作り、自費でのPMTCとリコールを開始しました。歯科衛生士の手技と知識レベルの向上の

写真3-4-12　3階インプラント手術室

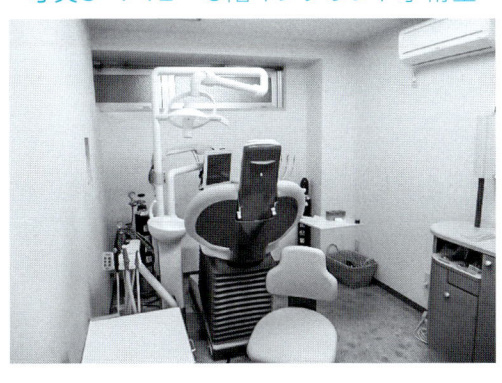

写真3-4-13　3階カウンセリングルーム

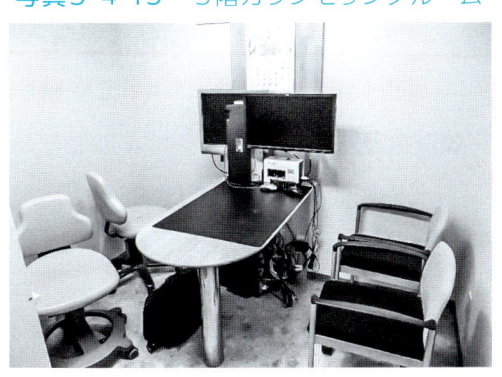

写真3-4-14　3階予防用診療室

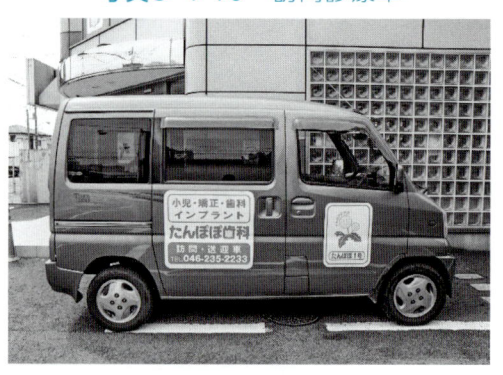

写真3-4-15　3階待合室マッサージチェア

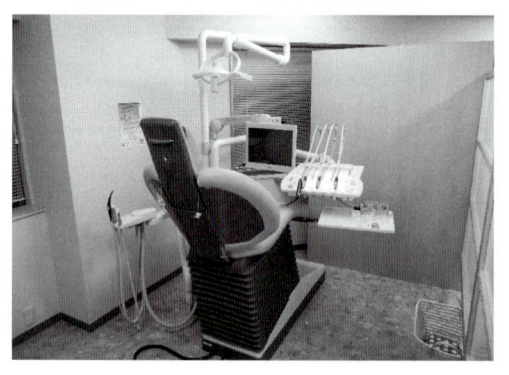

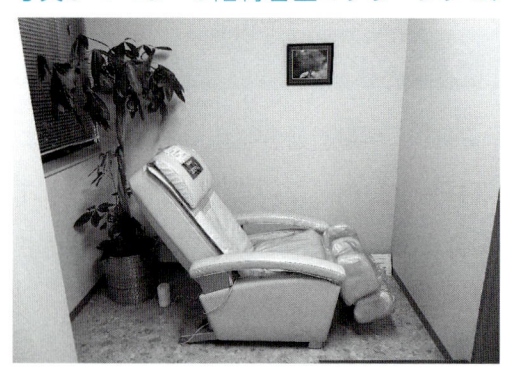

写真3-4-16　訪問診療車

≪たんぽぽ歯科　診療理念≫
- たんぽぽ歯科は、一人でも多くの困っている患者さまのお口の健康を回復させるため、通いやすく利便性の高い建物や医療設備や訪問歯科診療などのサービスを整備します。
- たんぽぽ歯科は、患者さまに1本でも多くの歯を残していただくため、患者さまへの啓蒙(けいもう)と定期的な予防処置を重視します。
- たんぽぽ歯科は、多数歯欠損や重度の歯周病に悩む患者さまのQOLをできるだけ向上させるため、インプラントなど高度な先進歯科医療の研鑽に励みます。
- たんぽぽ歯科は、以上を実践できる歯科経営を確立し、医師やスタッフが笑顔で明るく楽しく働ける、働き甲斐のある職場環境を整備するため、医院経営の改善と向上に努めます。

ため、HM'Sコレクションの濱田千恵子先生に教育研修を依頼しました。さらに、広告の改善対策として、地元のコミュニティ誌への記事広告を開始しました。また、電子メールによる予約通知システムを導入し、無断キャンセルの減少対策を開始しました。さらに、歯科カウンセラーを養成し、インプラントや自費治療のカウンセリングサービスを開始しました。

❸ハート面のリニューアル対策

　診療理念を定め、毎朝朝礼で読み上げることを開始しました。さらに、実務マニュアル「たんぽぽの基本」を整備し、全員が周知するようにしました。

❹対策の効果

　工事期間中の騒音で10月、11月は患者数が減少しましたが、これらの対策の結果、翌2008(平成20)年には再び増加に転じ、当初の2.6倍に達しました。

6 第3次リニューアル　～1階への増床～

　2008（平成20）年に入って、1階のテナントが退去しました。月間延べ患者数が1,500人程度になっていたこともあり、1階への増床を実施しました。1階の集患効果は2階の4倍程度になることが知られており、初診患者の増加が見込めるためです。交渉の結果、今回は家主も承諾してくれました。

❶ハードのリニューアル対策

　1階に、総合待合室とチェア3台、CT室、カウンセリングコーナー、障害者用トイレ、そして小さなキッズコーナーを設置しました。患者数が多いので、パントモは2階にそのまま設置して、CTと使い分けるようにしました。また、セレックACを追加し、セレック2台体制としました。チェアは11台となりました。マーケティング対策では、野立て看板をさらに強化し小田急電鉄、海老名駅のエスカレーター前に広告を出しました。タウン誌への記事広告も強化しました。

❷ソフトのリニューアル対策

　保育士を採用して託児を開始しました。チェア台数が増えたため勤務医と歯科衛生士を増員しました。また在宅歯科診療を強化し、勤務医の交代制でほぼ毎日訪問診療を実施する体制としました。さらに、滅菌消毒体制の強化のため、DACユニバーサルを各階に設置してハンドピースの滅菌を開始し、この滅菌体制を院内に掲示して患者へのアピールを開始しました。また、受付の出納業務軽減のため自動釣

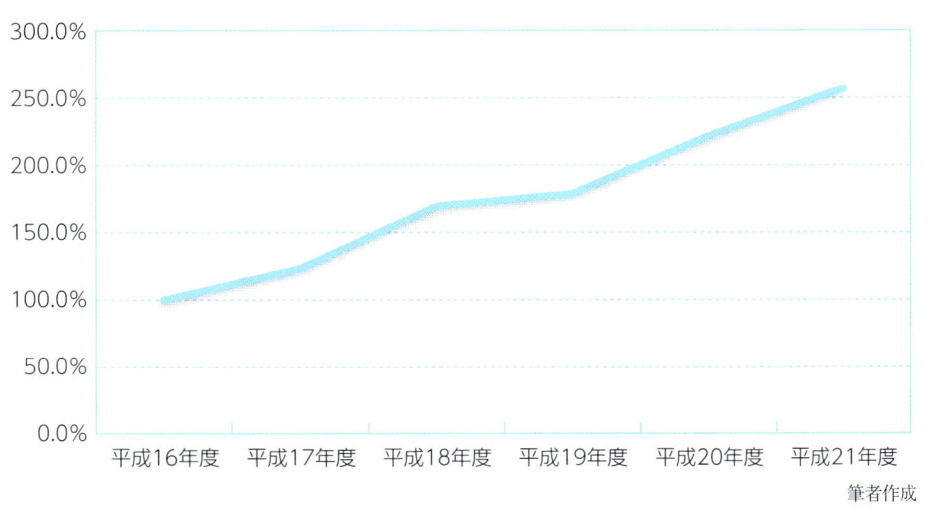

図表3-4-5　患者数伸び率

筆者作成

銭機を導入しました。さらにすべてのチェアサイドでアポイントが取れるように、アポイントシステム「デントネット」を導入しました。さらに、歯科カウンセラーを増員し常時2名体制としたほか、治療計画を歯科カウンセラーと共有して自費治療説明を的確にできるように院内カンファレンスを開始しました。

❸ハート面のリニューアル対策

　1階への増床にともなって従業員も増加したため、全体ミーティングは月1回、午前中いっぱいアポイントを受けないようにして全員参加で開催するようにしました。当日が休日にあたっているスタッフには会議手当を支給しできるだけ出席するように指示しています。ミーティングのための休日出勤が不公平にならないように、金曜、土曜を交互に開催しています。

　また、受付だけでなく医師やスタッフの感じのよい笑顔や挨拶が患者満足の向上に大きな影響を与えるため、外部講師による接遇研修を開始しました。

写真3-4-17　1階診察室

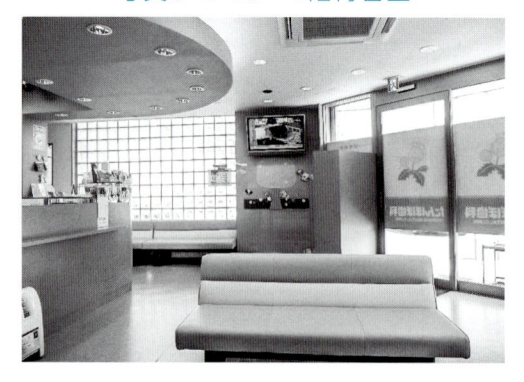

写真3-4-19　セレックのミリングマシン

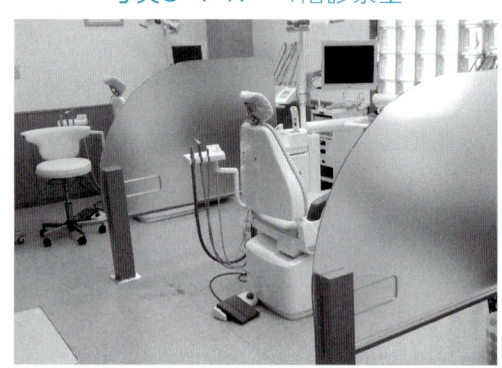

写真3-4-18　1階待合室

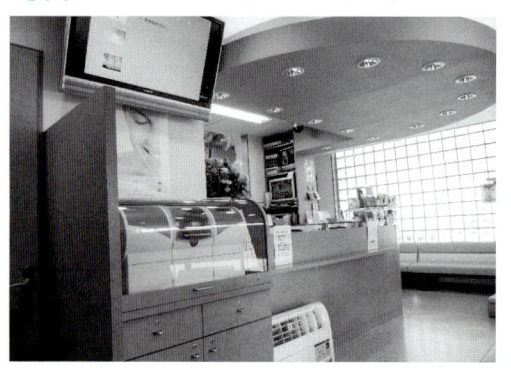

写真3-4-20　自動釣銭機

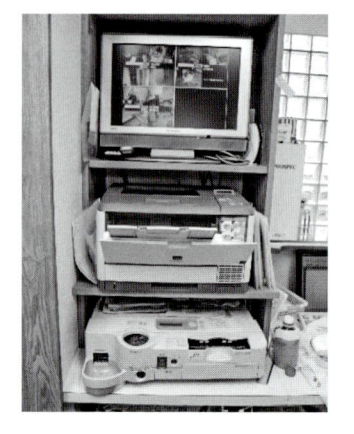

❹対策の効果

　1階への増床効果はすぐに現れました。患者数は開業当初の3.5倍を突破し、月間初診患者数は150人以上になりました。その後も患者数は増加を続けて当初の5倍を超え、遂に土日のアポイントが回らなくなり、3階にチェアを1台増設して12台としました。

写真3-4-21　CT シロナ　ガリレオス

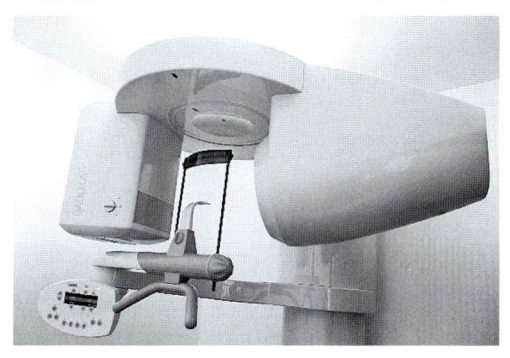

写真3-4-22　1階リニューアル当時のスタッフ

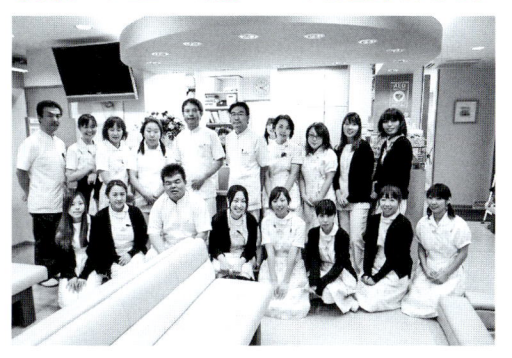

図表3-4-6　患者数伸び率

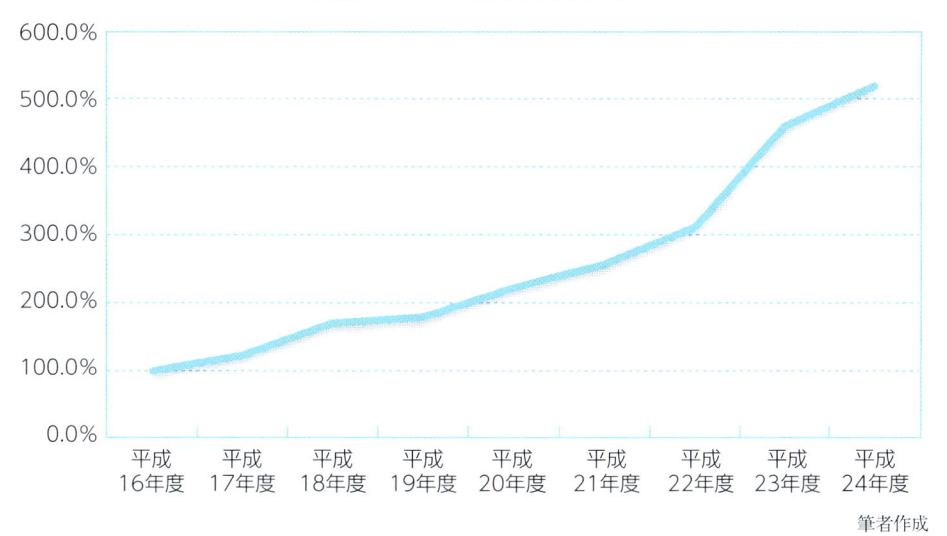

筆者作成

7　第4次リニューアル　～隣接地への増床に向けて～

　1階の増床によって、12台でもアポイントが回らなくなりました。また、このビルは駐車場が都市計画道路にあたっており、将来駐車場が確保できなくなる可能性があ

4　医療法人至誠会たんぽぽ歯科医院

りました。2013（平成25）年1月に隣接地のガソリンスタンドの土地が入札になったため応札し、当院が落札しました。2014（平成26）年3月の稼働開始を目指して計画中で、3社見積もりで施工会社を選定しました。

❶ハードのリニューアル対策

新館の1階に第一診療室（5台）と第二診療室（5台）を設置します。総合待合室を新館に移転し、明るく広い待合室を作ります。初診カウンセリング用のカウンセリングコーナーを2か所、レントゲン室を2か所設置します。旧館1階は、チェア3台の小児専用の診療室とし、旧館前から新館前に小児用遊園を設置して小児の集患を目指します。また、旧館1階に在宅診療の本部を設けます。

新館2階は、自費治療用の個室とインプラント手術室、そして定期予防管理のための個室を設置します。チェア台数は合計21台になります。新館には高齢者用にエレベーターを設置します。

旧館2階には従業員と患者のお子さんを預かるため、保育士が常駐する本格的な託児室を設置します。また旧館3階には研修室兼食堂とスタッフルームを設置します。

新館3階屋上には、有名な花火大会「あゆ祭り」の際に、患者と従業員が花火見物をできるように屋上庭園を設置する予定です。

❷ソフトのリニューアル対策

保育士を常時2名体制として、小児用遊園と2階の託児室の安全を確保します。また、チェア21台の巨大歯科医院になるため、人事労務対策や内部管理において、新しい取組を開発する必要があります。

❸ハート面のリニューアル対策

医院が大型化するため、勤務医やスタッフとのコミュニケーション対策が今まで以上に重要になります。すでに全体ミーティングに加えて、ドクターミーティング、歯科衛生士ミーティング、受付ミーティングなど、職種別のミーティングを開催していますが、これをさらに強化する予定です。

さらに、サマーパーティーや忘年会などの院内イベントを今後も重要なコミュニケーション対策として継続していく予定です。接遇研修についても、毎月講師と協議しながら内容を高度化させており、今後も状況に合わせてプログラムを工夫していく予定です。

❹まとめ

図表3-4-7　パース図

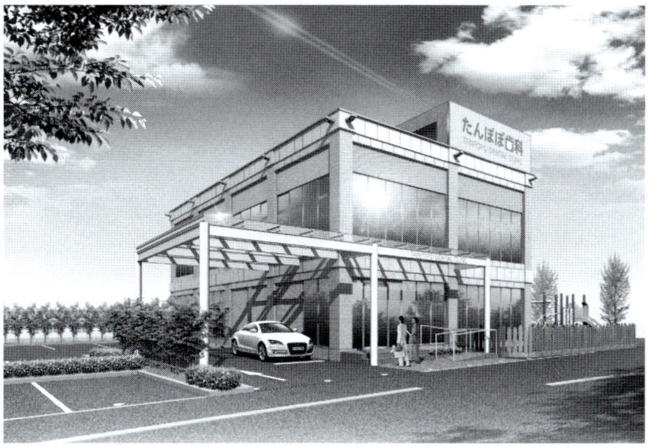

　このように至誠会たんぽぽ歯科では、第1回リニューアルによって成長を開始し、ビル内のテナントが退去するのに合わせて規模を拡大してきました。その時々で経営戦略を練り直し、実施計画を立てて進めてきました。そして、今後も常に経営改善のための取り組みを検討し続けるでしょう。歯科医院の目的は地域の一人でも多くの患者の口腔内の健康状態を増進させることです。そして、そのためには歯科医療機関は永続しなければならないからです。

【企画・設計・施工業者】

■企画・医業経営コンサルティング
　株式会社M&D医業経営研究所
　（98ページ参照）

■リニューアル工事設計・施工
①第1期工事、第2期工事、第3期工事
　有限会社中丸建商業
　住所：神奈川県平塚市中堂17-19
　TEL：0463-24-0540

②第4期工事
　設計：株式会社クラウンケイ
　住所：名古屋市瑞穂区船原町2丁目8番地
　TEL：052-884-8300

　施工：サンハウス株式会社
　住所：厚木市南町27-17
　TEL：046-228-8885（代）

まとめ

　最初の医療法人至誠会二村医院の事例は、新築かリニューアルかの選択が最重要でした。外部の経営環境や地元の歯科医院の競合環境を検討すると、あの大型建築を解体して建物を小さくした場合、経営不振で縮小したようなイメージを与えるリスクがありました。そこで２億円もの予算での大規模リニューアルで地域を代表する高度歯科医療センターに生まれ変わらせようとしたのです。またリニューアルと同時に、提供する医療サービスの充実化、年中無休体制の開始やそれに伴う就業規則の改定、さらにスタッフ教育の充実化など、ソフト面、ハート面を含む総合的な改善対策を実施した結果、成功をおさめることができたのです。

　二番目の医療法人ル・ブランおぎはら歯科医院の事例では、ソフト面とハート面に重点をおいたリニューアルをご紹介しました。このようにリニューアルはハード面のリニューアルが絶対に必要というわけではありません。ソフト面とハート面のリニューアルだけでも、大きな経営改善効果が得られるのです。要は、その医院の経営状態に適した経営戦略を立てて、総合的なリニューアル計画を立てることが必要だということです。

　三番目の溝口歯科医院の事例では、老朽化した歯科医院のハード面に重点を置いたリニューアル事例をご紹介しました。歯科医院では10年から15年程度で内装や外観も汚れ、チェアなども交換時期になりリニューアルを検討する時期を迎えます。成長を続けるためには、建物や内装などのハードを他の医院よりも差別化できる状態にすることが不可欠です。そのためには、きちんとした競合分析や患者ニーズの分析が必要になります。そのうえで、リニューアル戦略を固め、マーケティングコンセプトとターゲットを設定し、優れたデザインセンスや、できるだけローコストな建築工事が施工できる体制を検討する必要があります。そして同時にスタッフの協力を得るため、最小限のソフト面とハート面（コミュニケーション）のリニューアルを進める必要があります。このソフト面、ハート面のリニューアルは、後戻りをしないためのフォローアップが欠かせません。溝口歯科医院でもリニューアル工事が終了してからも、定期的に訪問してフォローアップを継続しています。

四番目の医療法人至誠会たんぽぽ歯科医院の事例では、継続して成長を志向することの重要性を感じていただけたのではないかと思います。いずれの事例も院長の考えや思いを尊重し、専門的な立場でアドバイスをさせていただく形で、総合的なリニューアル計画を具体化していったものです。

　経営戦略を考えるとき、医院がどこまでの成長を目指すのかという到達目標を考える必要があります。例えば、売上が倍になっても院長の年収は倍にはなりません。しかし、ストレスは確実に倍増します。日曜診療を開始しようとすれば院長の休日が減り負担が増加するほか、家族団らんの時間が減少します。院長自身の負担が大きくなるのです。勤務医を採用するにも、どこまで信頼して任せるのかを考えておかなければなりません。さらに、勤務医や歯科衛生士が増えると、人事労務管理面での問題が続発します。医院を増築したり高度医療機器を導入したりしようとすると、資金の借入と返済の検討が必要になります。すべてが一つずつステップを昇っていかねばならない大変な作業になるのです。しかし、現状維持は退歩に過ぎません。常に、環境変化に対するアンテナを高く上げて、院内の状況を把握し、最適な経営状態を目指して歩き続けなければならないのです。この４つの歯科医院の事例が、これからリニューアルを考える皆さまの参考になれば幸いです。

あとがき──謝辞

　歯科医院のリニューアルは、外観や内装をきれいにするだけでは短期的な効果しか期待できません。きちんとした戦略を立て、ねらいとする患者を定めること、ハードだけでなく、ソフトとハートを伴った総合的リニューアルを考慮することが成功の秘訣です。

　成功事例の掲載をご承諾いただきました、医療法人至誠会二村医院の理事長・野村紀代彦先生、医療法人ル・ブランおぎはら歯科医院・理事長の荻原光貴先生、溝口歯科医院の溝口潔先生、医療法人至誠会たんぽぽ歯科医院理事長・柳田充康先生に、深く感謝申し上げます。

　また、快く医院の写真の掲載をご承諾いただきました、イチマ歯科の市間裕修先生、医療法人アーユスくろさき歯科の黒崎俊一先生、医療法人スワン会の鈴木純二先生、ＫＡＺＵデンタルクリニックの長谷和彦先生、前川歯科医院の前川幹男先生、東山歯科医院の松本明士先生、三浦歯科医院の三浦一洋先生、医療法人未来会の山田孝先生に厚く御礼を申し上げます。

　最後に、この本を企画し、わかりにくい原稿を整理して立派な書籍にしてくれた、日本医療企画のスタッフの皆様に御礼を申し上げます。

　本書が読者の皆様のリニューアルをご検討される上で多少なりとも参考になり、お役に立てれば幸いです。

2013日8月10日
株式会社Ｍ＆Ｄ医業経営研究所
代表取締役　木村　泰久

【著者紹介】

木村 泰久（きむら やすひさ）

株式会社M&D医業経営研究所代表取締役
（公社）日本医業経営コンサルタント協会認定登録医業経営コンサルタント
／同協会　企画調査委員会歯科分科会会長／支部支援委員会常任委員／神奈川県支部理事
元LEC東京リーガルマインド大学総合キャリア学部教授。
1950年神戸市生まれ。関西大学商学部卒業。
飛島建設㈱にて、経営戦略策定、人事企画、営業推進を担当。営業戦略と人事施策のプロ。
2003年、独立。M&D医業経営研究所を設立。
多数の歯科医院の経営顧問を務める。
日本医業経営コンサルタント協会、MMPG、TKCなどが主催する会計事務所やコンサルタント向け歯科経営研修講師や各地の歯科医師会のセミナー講師を多数務める。
歯科医師向け定期セミナー「歯科経営改善ゼミナール」を主催。
歯科医師向け通信制コンサルティング「M&Dマーケティングクラブ」を運営。
著書：『病医院キャッシュフロー経営成功の秘訣60』2004年、『成功する歯科経営最強のマーケティング』2006年、『患者を呼び込む医院看板のつくり方』2007年、以上、日本医療企画
『歯科医療白書2008年度版』2009年、日本歯科医師会
『歯科コンサルティングマニュアル』2012年、（社）日本医業経営コンサルタント協会、一世出版
株式会社M&D医業経営研究所URL　http://md-management.jp

成功する歯科医院の戦略的リニューアルマニュアル

2013年9月20日　初版第1刷発行

著　者　　木村泰久
発行者　　林　諄
発行所　　株式会社日本医療企画
　　　　　〒101-0033 東京都千代田区神田岩本町4-14 神田平成ビル
　　　　　TEL. 03 (3256) 2861㈹
　　　　　http://www.jmp.co.jp
印刷所　　大日本印刷株式会社

©Yasuhisa Kimura, Printed in Japan　定価はカバーに表示しています。
ISBN978-4-86439-176-4　C3047